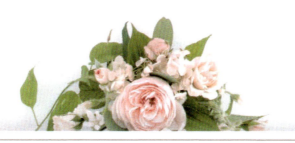

注射美容实战技巧

（附赠 104 个操作视频）

Injection Techniques for Fillers

主编

[日]岩城 佳津美

主译

陶凯　马文海　刘峰　彭腾　井明

副主译

刘攀　杨丽峰　张成元　金小涵　王秀

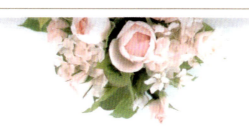

北方联合出版传媒（集团）股份有限公司

辽宁科学技术出版社

沈 阳

「実践フィラー注入テクニック」ISBN 978-4-7719-0517-7
岩城佳津美／編著
JIXTUSEN FILAH CHUUNYUU TEKUNIXTUKU
© KATSUMI IWAKI 2019
Originally published in Japan in 2019 by KOKUSEIDO CO., LTD.
Chinese (Simplified Character only) translation rights arranged with
KOKUSEIDO CO., LTD. through TOHAN CORPORATION, TOKYO.

版权所有·翻印必究

图书在版编目（CIP）数据

注射美容实战技巧／（日）岩城佳津美主编；陶凯等主
译. -- 沈阳：辽宁科学技术出版社，2025.9. -- ISBN 978-7
-5591-4206-1

Ⅰ. R622

中国国家版本馆 CIP 数据核字第 2025D9K066 号

出版发行：辽宁科学技术出版社
　　　　　（地址：沈阳市和平区十一纬路25号　邮编：110003）
印　刷　者：沈阳丰泽彩色包装印刷有限公司
经　销　者：各地新华书店
幅面尺寸：210 mm×285 mm
印　　张：18.25
字　　数：360千字
出版时间：2025年9月第1版
印刷时间：2025年9月第1次印刷
出 品 人：陈　刚
责任编辑：凌　敏　于　倩
封面设计：关木子
版式设计：袁　舒
责任校对：高雪坤

书　　号：ISBN 978-7-5591-4206-1
定　　价：268.00元

联系电话：024—23284356
邮购热线：024—23284502
E-mail：lingmin19@163.com
http：//www.lnkj.com.cn

作者名录

主 编

岩城 佳津美

岩城整形外科·皮肤科

参编者

（按日语五十音顺序排列）

荒尾	直树	荒尾诊所
饭尾	礼美	饭尾整形外科
池田	欣生	东京皮肤科·整形外科
今泉	明子	今泉皮肤诊所
入谷	英里	E-one 皮肤科·整形外科
岩城佳津美		岩城整形外科·皮肤科
大原奈津惠		奈津皮肤科·整形外科
庆田	朋子	银座 K 皮肤诊所
田中亚希子		亚希子诊所
塚原	孝浩	塚原诊所
前多	一彦	圣心美容诊所札幌院
宫田	成章	宫田整形外科·皮肤科
室	孝明	BESPOKE CLINIC（福冈）

出版前言

2017 年本人执笔的《面部填充剂——注射的奥秘与各部位技巧》一书，很荣幸广受好评。可能是由于在此之前并没有一本日语教科书，附录了关于注射填充剂手法的视频解说。俗话说，百闻不如一见。文字难以描述的注射手法技巧，通过视频的形式或许比较容易掌握诀窍。

上一本书主要介绍了填充剂注射的基础部分，本书的定位则是续篇（应用篇）。上一本书中尽量编辑了最新信息，但医疗美容行业发展确实迅速，不可否认有一部分方法已经较为陈旧。制剂和注射方法也陆续更新。

本书邀请了多位填充剂注射方面的专家，以"面部整体治疗"为主题，从术前评估到注射方法，请他们录制了注射视频，并进行了详细解说。100 位医生有 100 种注射方法。和手术一样，想要精进注射技术，只有看专家们的注射方法学习，然后不断积累案例经验。

本书附有 104 个视频以供观看。希望各位医师能学习专家们手法的精髓，让自己的技术更上一层楼。

いわきクリニック形成外科・皮フ科

岩城 佳津美

2019 年 4 月

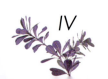

视频使用说明

本书附赠了 104 个操作视频。要观看视频需要微信扫描下方二维码。此为一书一码，为避免错误扫描导致视频无法观看，此二维码提供两次扫描机会，扫描两次后，不再提供免费观看视频的机会。购买本书的读者，一经扫描，即可免费观看本书视频。该视频受版权保护，如因操作不当引起视频不能观看，本出版社不负任何责任。切记，勿将二维码分享给他人，以免自己失去免费观看视频的机会。操作方法请参考视频使用说明。

视频使用说明

扫描二维码即可直接观看视频。视频下有目录，点击目录可以进入相关视频的播放页面直接观看。

扫码看配套视频

▶ 配套视频
深入讲解书中内容

0001NDBHTH4J685
扫码授权 ▲ [仅限 2 人认证]

先扫这个码

< 注意点 >
· 本视频无声。
· 在移动设备未购买固定流量费用服务的情况下，可能会产生高额流量费用，请注意。
· 本视频可能会在无通知的情况下出现变更、修正，还可能下架，请知悉。
· 由于是随书附赠的视频，本视频不属于用户服务的适用对象，请知悉。

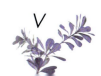

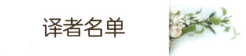

译者名单

主 译

陶 凯　马文海　刘 峰　彭 腾　井 明

副主译

刘 攀　杨丽峰　张成元　金小涵　王 秀

译 者

丛 红　任建军　任 莉　杨 飞　周红亮　魏思刚　蒋 娜　叶 立
张娜娜　李俊龙　刘 鹏　李大洋　王 闯　张 迪　刘宇晨

主　译

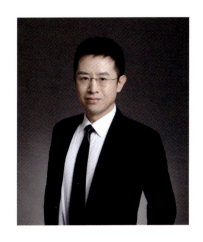

陶凯

中国医科大学第四附属医院烧伤整形科主任，博士研究生导师。曾任北部战区总医院烧伤整形科主任。现任中国康复医学会修复重建外科专业委员会副主任委员，中华医学会显微外科学分会委员，中国医师协会显微外科医师分会委员，《中国美容整形外科杂志》常务副主编，《Stem Cells International》国际编委，《中华显微外科杂志》编委。曾任中国医师协会美容与整形医师分会常务委员，中华医学会整形外科学分会委员，全军整形外科专业委员会副主任委员，辽宁省医学美学与美容学分会主任委员，沈阳市医疗美容专业质量控制中心主任。主持国家自然科学基金等基金项目8项，先后在国内外期刊发表论文100余篇，其中SCI收录文章30余篇，主编、参编专著30余部。

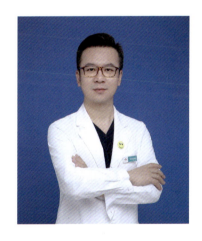

马文海

整形外科主治医师，美容外科主诊医师，吉林大学毕业，双学士学位。现任职于吉林大学第一医院吉润净月医院整形美容修复重建外科。曾任职于中国人民解放军赤峰220医院、长春中医药大学附属医院整形美容外科及多家民营医院。擅长精细化眼整形、个性化鼻整形、面部除皱手术、自体脂肪移植、假体隆胸、针剂面部抗衰微整形注射、线雕提升、私密整形等，在自体脂肪移植、全面部自体脂肪填充、面部脂肪加减法、面部脂肪加减法联合提升手术综合打造、面部轮廓精细化吸脂塑形、上臂蝴蝶袖吸脂塑形、富贵包吸脂塑形、脂肪隆胸、脂肪移植男女私密年轻化抗衰老、超脂塑/优脂塑/超声脂雕/钻石精雕/聚能震波身体吸脂塑形及轮廓重塑方面表现尤为突出。在国家核心期刊发表多篇论文（第一作者），参与编译多部美容外科书籍。现任世界内镜医师协会中国整形外科内镜与微创联盟委员会面颈部提升创新技术分会委员，鲁脂道医生集团脂肪专业委员会第一届核心专家，中泰国际私密整形医生集团成员，中国非公立医疗机构协会整形与美容专业委员会眼整形与美容分委会委员，中国中西医结合学会医学美容专业委员会东北专家委员会委员。

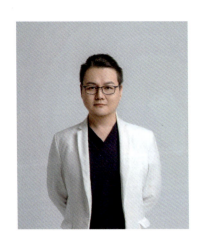

刘峰

医学硕士，峰范美学雕塑系统创立者，维密金雕培训导师，艺脂研修院副院长，莫娜丽莎琢耳导师，艾丝乐注射培训导师，华熙生物特聘临床专家。参译《科尔曼脂肪注射》《臀部形体脂肪雕塑》，《新编整形美容与烧伤外科治疗学》副主编，《超声辅助脂肪抽吸术 – 概念与技术》主译，鲁脂道脂肪专业委员会核心专家，中国中西医结合学会注射美容专业委员会青年委员。

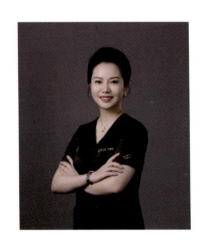

彭腾

美容外科主诊医师，中整协注射与微整形艺术专委会委员，中整协医美与艺术分会线雕专委会委员，中整协精准面部年轻化专委会委员，黑龙江省整形美容协会委员。美国艾尔建、伊妍仕、濡白如生天使、艾塑菲等授权认证专家，美国强生丽量钻石导师。参译书籍有《安全有效地注射填充实用指南》《线性提升原理与实操》《玻尿酸安全注射技术图解指南》《面部美容外科手术精要》等。

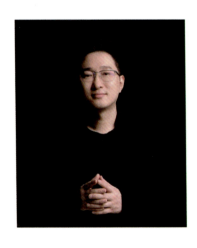

井明

副主任医师，美容主诊医师，大连医科大学临床医学学士，乌克兰国立医科大学临床医学硕士。现为靓范医生管理集团联合创始人，技术院长。曾任职于艾尔建、美莱医疗、吉林铭医等知名机构，担任多家跨国药企首席医学顾问及培训导师。专注非手术年轻化治疗领域，累计完成微创美容案例十余万例，独创"再生医学联合疗法"与"光电协同疗法"，创新运用胶原蛋白、聚左旋乳酸、PPDO线雕及智能光电设备，实现面部轮廓精雕、肤质焕活与动态表情管理的三维抗衰体系。秉持"医学为基，艺术为魂"的理念，将精密技术、黄金分割美学与心理疏导相结合，致力打造自然灵动的医美效果。

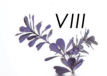

副主译

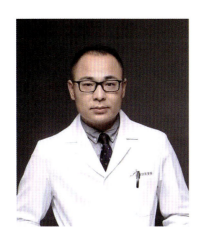

刘攀

整形外科主治医师，美容外科主诊医师，中华医学会整形外科分会脂肪移植专业学术工作组委员，中国整形美容协会脂肪分会委员，擅长形体雕塑。

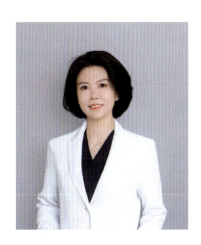

杨丽峰

主治医师，毕业于中国医科大学，中国整形美容协会会员，中国整形美容协会美学设计与咨询分会理事，江苏省整形美容协会会员，浙江省医学会会员，中整协私密美学委员。现就职于杭州薇琳医疗美容医院，主要从事微整形注射美容工作，在核心期刊发表多篇文章。擅长全面部年轻化的分层治疗、分龄抗衰、注射美容、线性提升、私密年轻化治疗等。

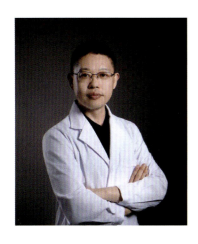

张成元

北京卓艺医疗美容门诊部院长，主诊医师。多次参加国内外医学研讨会，并于2018年发表《线雕提升联合自体脂肪填充在面部年轻化的应用》论文。2024年被医学整形协会授予"放心美，医无忧"体系认证医生，2025年参与《皮肤病及性病学诊疗要点》，任副主编。从事医疗美容专业数十年，擅长综合运用注射、线材、光电使面部年轻化。

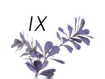

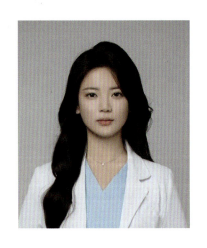

金小涵

杭州馥芮医疗美容门诊技术院长，中国整形美容协会中西医结合分会委员，国内外多款知名填充剂及再生产品的认证医师。深耕医美行业多年，积累了极为丰富的临床经验，仅注射材料的使用数量已达数万支。在面部年轻化、外轮廓提升、中轴线立体化塑造以及五官精雕微整形领域造诣深厚。秉持情绪美学设计理念，塑造出的面容灵动自然、宛若天成。在她眼中，每一张脸都是世间独一无二的艺术珍品，值得用心雕琢。

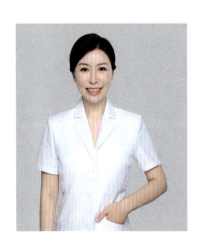

王秀

副主任医师，毕业于中国医科大学，就职于北京积水潭医院，北京美莱医疗美容院长，擅长面部注射美容、皮肤光电美容、私密年轻化治疗。

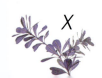

译 者

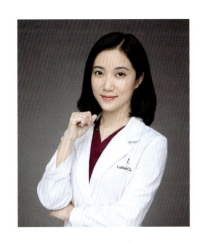

丛红

大连医科大学医学学士，中国整形美容协会中西医结合分会注射专家组委员，中国整形美容协会青年委员会委员，广东省整形美容协会民营医疗美容机构第三届委员会委员，国家二级心理咨询师。

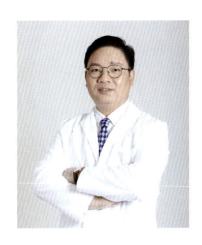

任建军

毕业于华中科技大学，现就职于广东湛江澳泰医疗美容医院整形外科，整形外科主治医师，浙江省、广东省美容外科主诊医师。世界内镜医师协会委员，中华医学会整形外科学会委员，中国整形美容协会委员，中整协损伤救治康复分会委员，中西医结合学会美容外科分会委员。擅长眼鼻综合整形及修复术、假体隆乳及修复术、脂肪隆乳术、面部脂肪移植年轻化、面部微创提升年轻化、全身吸脂体雕、面部注射美容整形、烧伤疤痕整形等。

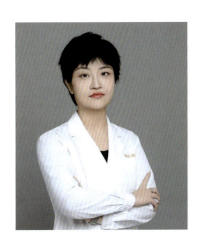

任莉

福州美贝尔整形医院非手术院长，副主任医师，硕士。华山奖全国美容十佳医生，第四军医大学西京医院美容黄埔班成员，曾为三甲医院463整形医院专家团专家，亚视春晚明星签约医师。东南亚地区形体美学专家会委员，中整协中西医分会骨抗衰再生材料分会委员，中整协中西医分会青年医师委员，中国保健学会美容保健分会委员，乔洛施瑞尔森骨胶原等培训导师。擅长钻石骨雕、御龄针、魔幻童颜三部曲。

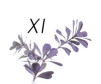

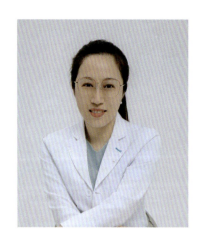

杨飞

皮肤美容科主治主诊医师，深圳艾可索肤医疗美容创始人，毕业于大连医科大学，从事医疗美容临床工作 10 余年。中华医学会皮肤激光分会会员，非公立医疗机构协会皮肤微整分会会员。擅长痤疮、色斑等损容性皮肤诊疗，过度光电依赖引起的色沉及皮肤硬化处理等，微创与微整注射抗衰的诊疗工作。对皮肤美容及微整方式方法的选择，有鲜明的个人特色并主张"SSQ"标准，即安全、稳健、优质。

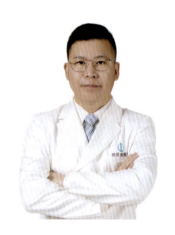

周红亮

郑州缔莱美医疗美容医院技术院长，6V 青春立体面创研者，持有面部抗衰实用新型专利 2 项。著有《整形美容外科理论与实践》《整形美容外科临床实践》等医学美容著作。参译著作《面部填充术》《透明质酸注射安全指南》。擅长轮廓精雕、面部无创提升、面部联合抗衰老、各种针剂的联合注射等。

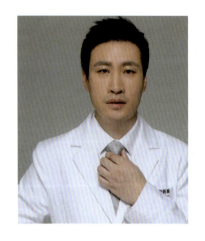

魏思刚

副主任医师，毕业于德国汉诺威医学院，曾工作于上海第九人民医院，现工作于沈阳沈河华颜美医疗美容门诊部。现任国际脂肪与细胞治疗协会（IFATs）会员，世界内窥镜医师协会委员，中华医学会整形外科分会鼻整形学委员，中国整形美容协会鼻整形分会委员，中国中西医结合学会鼻整形分会候任主任委员，中国整形美容协会脂肪分会常务委员，中国医师协会鼻整形分会委员，中国非公立医疗机构协会常务委员，美国整形外科医师协会（ASPS）会员。发表多篇国内、国际 SCI 论文 19 篇，其中作为第一或通讯作者发表 SCI 文章 9 篇。

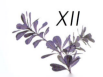

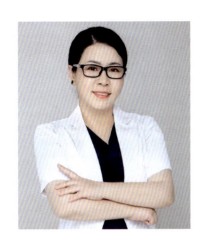

蒋娜

整形外科主任医师，北京美丽荟医疗美容诊所创始人、院长。原海军总医院激光美容中心注射科主任。现任中国整形美容协会抗衰老分会委员，中国整形美容协会微创与皮肤美容分会委员等。主持国家、省部级课题 2 项，发表论文 10 余篇，参与著作 5 部。从事整形美容临床工作 20 余年，专注于注射、激光和微创手术联合治疗的临床工作与研究。

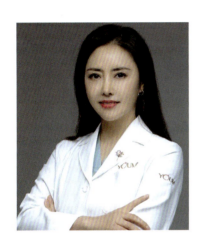

叶立

毕业于辽宁医学院，主治医师，从事临床工作 20 余年。中国非公立医疗机构协会会员，美国保妥适、乔雅登 (中国) 首席注射专家，伊妍仕少女针认证注射专家，艾维岚童颜针认证专家，双美胶原蛋白指定注射专家，思伊美注射专家，中国女性私密健康科研专家组成员。擅长面部年轻化注射。

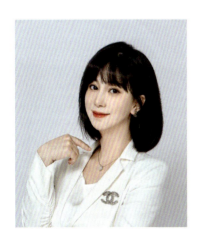

张娜娜

沈阳医莱美整形美容外科业务院长，毕业于中国医科大学，曾参加中韩眼部整形技术峰会研讨交流，擅长眼部综合及眼部年轻化设计，个人首创的"胎式无痕重睑术"深受业界好评。

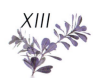

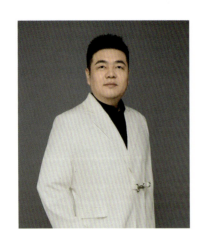

李俊龙

沈阳医莱美整形医院整形外科专家，毕业于延边医学院。中国医师协会美容与整形协会会员，辽宁省整形外科协会会员，从事整形外科10余年。多年来潜心研究自体脂肪技术，多次赴国外学习交流。擅长眼部精细化综合整形、自体脂肪活细胞移植、微创整形及S身材打造、面部年轻化打造等。

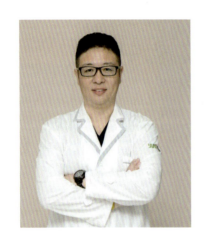

刘鹏

沈阳医莱美整形医院美容外科技术院长，毕业于中国医科大学，辽宁省整形美容协会会员，副主任医师，从事临床工作20余年。擅长面部提升的微创手术、面部除皱术、假体丰胸术、假体丰臀术、腹壁成型术、吸脂及脂肪移植术、注射美容术等。

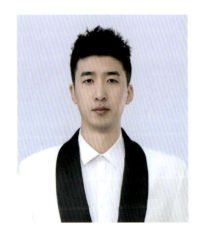

李大洋

沈阳医莱美整形医院整形外科医生，毕业于沈阳医学院，三甲医院原主治医师，从事整形外科10余年。中韩整形行业交流协会理事，擅长微创整形术和面部年轻化提升、微整注射、线雕提升等。

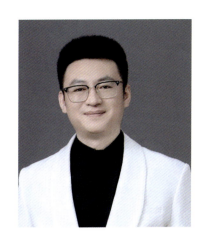

王闯

副主任医师，毕业于沈阳医学院。在三甲医院从事外科专业20余年，曾被评为沈阳市优秀医师，五一劳动奖章获得者。擅长面部及胸部整形及修复、微整形等。

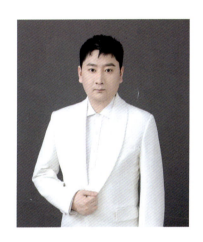

张迪

整形外科医师，沈阳医莱美整形医院整形美容外科院长，辽宁省整形协会会员，擅长注射面部年轻化设计、重睑、眼袋、鼻综合等美容整形手术。

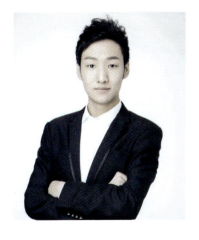

刘宇晨

毕业于吉林医学院，整形美容专家，微整形专家，新派潮流美容医师。参与了大量国内外高精尖的外科手术，韩国整形医院交流学者。擅长无创注射、自体脂肪移植等微创治疗。

目 录

I 20~39 岁求美者的术前评估和治疗案例

🔖要点　🔖术前评估　🔖治疗方案　🔖个人技巧 AR　🔖术后评估　🔖建议

🔖治疗价格

II 40~59 岁求美者的术前评估和治疗案例

🔖要点　🔖术前评估　🔖治疗方案　🔖个人技巧 AR　🔖术后评估　🔖建议

🔖治疗价格

III 60 岁以上求美者的术前评估和治疗案例

🔖要点　🔖术前评估　🔖治疗方案　🔖个人技巧 AR　🔖术后评估　🔖建议

🔖治疗价格

特殊主题

个人技巧分享

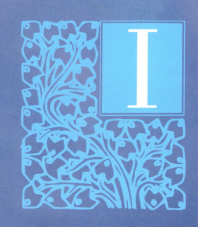

I

20～39 岁
求美者的术前评估和治疗案例

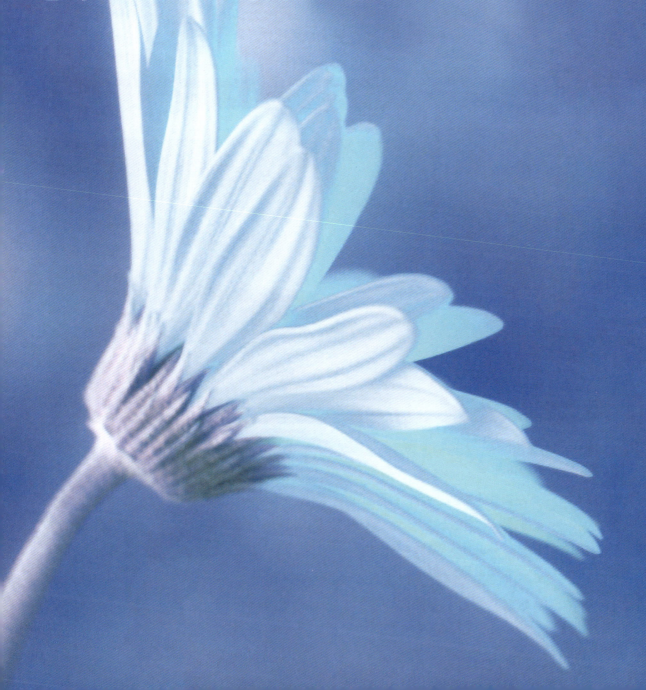

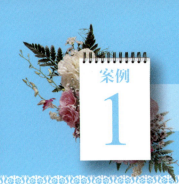
20岁＋，女性

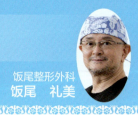

饭尾整形外科
饭尾　礼美

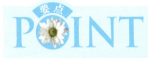

- 组织的容量、质地（紧致度、柔软度、密度、弹性等）较为良好，以改善面部形态（结构）为主要目的。
- 从静态角度（形状、容量）和动态角度（肌肉的强韧度、紧致度）来评估轮廓、五官比例和左右对称性，在此基础上进行补充和加强。
- 考虑求美者的经济条件，设计精准的治疗方案（少量但有效）。
- 因形态改善，减轻了重力对软组织的影响，可明显延缓衰老的表现。

术前评估

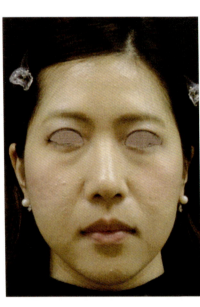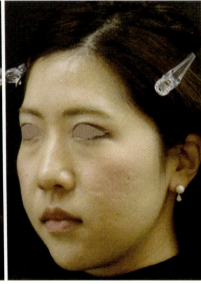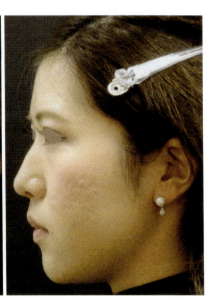

求美者主诉：面部扁平，双眼的形状、大小、两侧存在差异，驼峰鼻，颊部松弛。

评估：

- 左侧整体偏低，额部、颞部凹陷，颧弓位置较低，眶骨位置较低，眼睑及颊部松弛明显。
- 驼峰鼻，鼻尖圆钝，鼻翼外扩。
- 黑眼圈明显，与年龄不符。

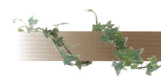

治疗方案

治疗目标：①改善左右差；②增加立体感；③使面部看上去有活力；④使面部整体精致。

注射方案：注射部位包括左侧颧弓、颊部、眼窝外侧、眉上部、颞部等，调整左右差，在两侧泪沟部位改善下眼睑的黑眼圈，在鼻基底（梨状孔）、鼻小柱底部（鼻前棘）、鼻尖、鼻背进行调整，形成漂亮、有立体感的鼻部。

🍃 注射部位及制剂的种类、注射量：

视频 003
制剂 A：0.15mL
（骨膜上·27G 锐针·单点注射）

视频 007
制剂 A：0.2mL
（软骨上·27G 锐针·单点注射）

制剂 A：0.05mL×2
（骨膜上·27G 锐针·单点注射）

视频 006
制剂 A：0.1mL
（皮下深层·27G 锐针·单点注射）

视频 004
制剂 A：0.15mL
（骨膜上·27G 锐针·单点注射）

视频 005
制剂 A：0.15mL
（骨膜上·27G 锐针·单点注射）

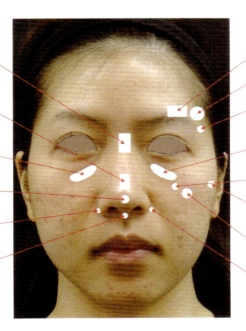

视频 002
制剂 A：0.1mL×2
（骨膜上·27G 锐针·单点注射）

制剂 A：0.15mL
（骨膜上·27G 锐针·单点注射）

制剂 A：0.05mL
（骨膜上·27G 锐针·单点注射）

视频 008
制剂 A：0.05mL×2
（骨膜上·27G 锐针·单点注射）

制剂 A：0.1mL
（骨膜上·27G 锐针·单点注射）

制剂 A：0.1mL
（骨膜上·27G 锐针·单点注射）

视频 001
制剂 A：0.3mL
（骨膜上·27G 锐针·单点注射）

制剂 A：0.15mL
（骨膜上·27G 锐针·单点注射）

合计：透明质酸 2.0mL

🍃 使用制剂：**透明质酸**

制剂 A：乔雅登丰颜®（艾尔建日本）

▶ 个人技巧 ◀

本次基本上是在骨膜上进行单点注射，因此使用锐针，以几乎与骨面垂直的角度进针（可参考视频）。虽然实际上无法注射进骨膜与骨皮质的间隙中，但是以针尖刺及骨膜并置于骨膜上的手感去注射，相较于钝针在骨膜上滑动注射，会更具固定力及提升力（与组织的附着力增强）。

1 颊部中央（mid cheek）的注射

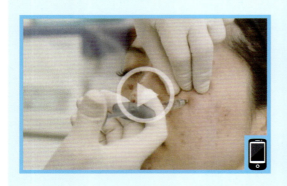

▶ 视频 001（44 秒）

首先，左手的辅助非常重要。拇指按住眶下孔部位，食指和中指按住眶下缘，并轻轻提拉颊部。

在骨膜上进行注射时，针并非垂直于皮肤表面，而是垂直于与针尖接触的骨面，继而进针。针尖触及骨面时，必须要回抽。左手辅助会更方便操作。确定回抽无血后，缓慢进行推注。

可以用左手指尖感受注射部位的膨胀和丰满度。同时，必要时可以移动指尖来调整透明质酸的扩散。在注射过程中，按住眶下孔的手指始终保持不动。

注射结束后，按照与进针一致的角度缓慢拔针。粗暴的操作会加重出血和疼痛感，并引起组织损伤。

2 眉部（eye brow）的注射（加强眶韧带）

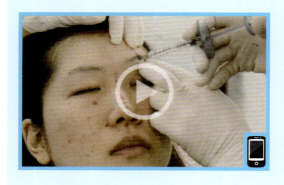

▶ 视频 002（59 秒）

上提眉部，与操作1相同，在骨膜上进行注射。先触摸到眶上切迹后用指尖固定位置，于瞳孔中心线外侧进针。

3 鼻根部（root，radix）的注射

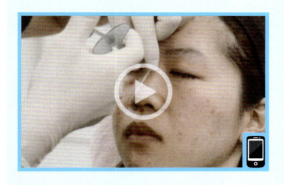

▶ 视频 003（31 秒）

以改善驼峰鼻，塑造流畅的鼻背部为目的进行注射。

标记面部正中线与左右眉头下部连线的交点，以及正中线与左右内眦连线的交点，两交点间的中点为基本进针处。

注射时，左手拇指和食指做好固定。其目的是防止误注射进血管，确保透明质酸不向内眦方向扩散，并且保持鼻背形态细窄。一旦扩散，注射后再塑形将非常困难。

4 鼻基底·鼻唇沟·梨状孔（alar base）的注射

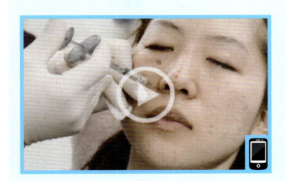

▶ 视频 004（29 秒）

将鼻唇沟上方拉平，将鼻基底向正中方向挤压，以改善鼻翼外扩为目的进行注射。

要与皮肤表面形成 45°角进针，以达到梨状孔的突起。

5 鼻小柱底部（columella base·anterior nasal spine，ANS）的注射

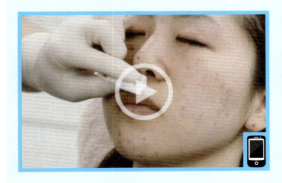

▶ 视频 005（56 秒）

在加强鼻小柱底部支撑力、改善鼻尖下垂（drooping nasal tip）的同时，以收缩鼻翼为目的进行注射。

左手的拇指和食指捏住鼻小柱，往上提。向鼻前棘突起的部位以 45°角进针。

I 求美者的术前评估和治疗案例 20~39岁

II 求美者的术前评估和治疗案例 40~59岁

III 求美者的术前评估和治疗案例 60岁以上

IV 填充剂与其他治疗的联合应用

V 注射鼻整形术

VI 近期流行的注射法

6 鼻尖部（nasal tip）的注射

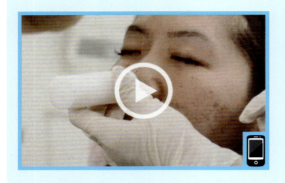

▶ 视频 006（29 秒）

　　先考虑好鼻尖表现点位置，再决定进针点。左手拇指和食指将鼻尖捏住上提，一边注意防止透明质酸的扩散和误注入血管，一边向穹隆间间隙内注射。

7 鼻背部（dorsum）的注射

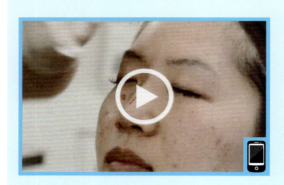

▶ 视频 007（37 秒）

　　与操作 3 相同，以改善驼峰鼻，塑造流畅的鼻背为目的进行注射。

　　左手拇指和食指捏住鼻背上提，找准中线，在确保注射空间的情况下，可以几乎毫无阻力地进针（持注射器的手可以有所感觉），针一边后退一边进行单点极少量的多点位注射（或者使用退针线型注射法），注射后塑形。

8 泪沟（tear trough）的注射

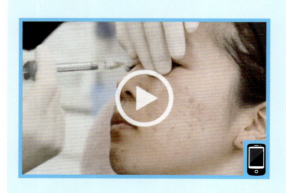

▶ 视频 008（48 秒）

　　对颊部中央进行增容后，泪沟已有一定程度的改善。必要时，可进行追加注射。本案例由于低预算的原因，只用一种制剂（乔雅登丰颜®）进行少量加强。采用锐针用小单点法在骨膜上进行注射。

　　为了避免注射进眶内，用左手食指和中指触摸到眶下缘，将眶隔脂肪和眶隔固定在上方，在低于眶下缘 3 ~ 4mm 的部位进针。如果进针不果断，就达不到骨膜上，注射层次就会过浅，注射前需要将组织上提进行确认。

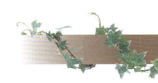

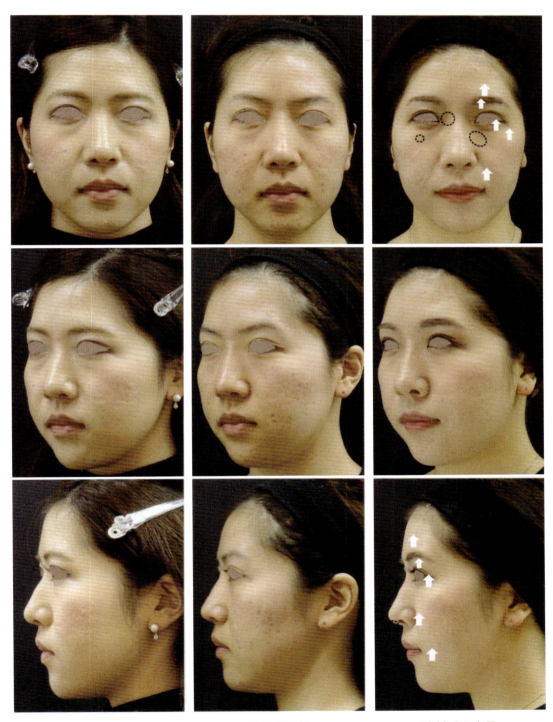

| 注射前 | 注射后即刻 | 注射后2个月 |

求美者的术前评估和治疗案例 20～39岁 Ⅰ

求美者的术前评估和治疗案例 40～59岁 Ⅱ

求美者的术前评估和治疗案例 60岁以上 Ⅲ

填充剂与其他治疗的联合应用 Ⅳ

注射鼻整形术 Ⅴ

近期流行的注射法 Ⅵ

从正面看，前额、颞部、颊部的容量缺失有所改善，也纠正了原有的左右差异。眉部和眼部的位置、颧部的外形、鼻唇沟和颊部的下垂有所改善。另外，鼻背线条流畅，看上去面部整体更为紧致。

从左侧位观察，可以明显看到鼻部形态的改善。驼峰鼻变成了直鼻，鼻尖精致上翘（鼻唇角有所改善）。

建议

在进行所有治疗时，以 Mauricio de Maio 医生提倡的 MD Codes™（见本书第 232～247 页"艾尔建的 MD Codes™ 注射法"）为基准，将面部整体从基础（foundation）、轮廓（contour）、微调（refinement）3 个角度，对于问题点和治疗部位进行系统的术前评估，才能取得良好的治疗效果。

由于该案例并非是为了"变年轻"，而是为了"变得更美"，因此对左右不对称等形态上的缺点做了调整，用最小剂量发挥了最大效果。

治疗价格

透明质酸

● 乔雅登丰颜®　2.0mL ·· 240 000 日元

合计（不含税）240 000 日元

编者评论

案例 1：20 岁 +，女性

相较于钝针，使用锐针可以注射少量就形成更好的形态，但在风险区域栓塞的风险也相应增加。仅仅看过操作或操作视频就去模仿注射是极其危险的。必须掌握相关的解剖学知识，时刻牢记血管的分布存在个体差异，并且需要循序渐进、熟能生巧。

【岩城佳津美】

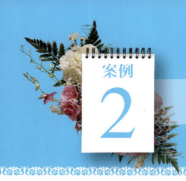

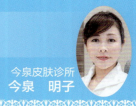

今泉皮肤诊所
今泉　明子

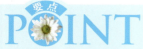

要点 POINT

- 表现为下垂及萎缩，在骨膜表面对容量缺失的部位进行透明质酸等皮肤填充剂的注射。
- 联合应用抑制表情肌过度运动的肉毒毒素。
- 同时治疗希望加强的部位。

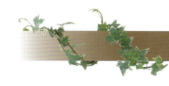 **术前评估**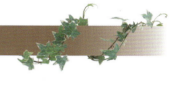

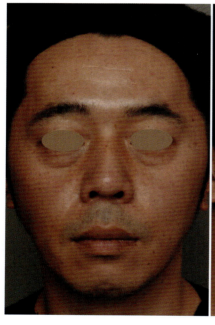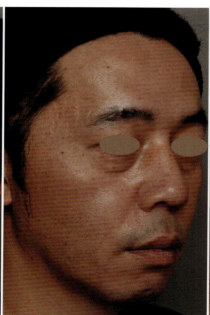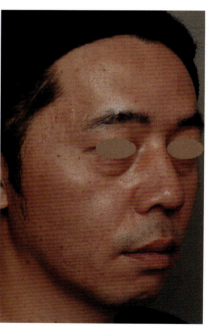

🌿 **求美者主诉**：被他人评价为"看上去很疲劳""没有精神"。

🌿 **评估**：

- 上面部：颞部凹陷，额部、眉间皱纹明显。
- 中面部：眉部外侧及左上睑轻度下垂，两侧下睑下垂（右侧＞左侧）及凹陷，颊部容量缺失。
- 鼻唇沟纹明显，下颌部萎缩伴肌肉紧张，下颌线不清晰。

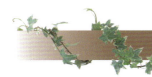

治疗方案

在上面部，针对眉间和额部的皱纹，使用肉毒毒素进行治疗。此外，针对上睑的下垂，在眼轮匝肌节制韧带附近注射透明质酸。

在中面部，针对下睑下垂，在泪沟韧带和颧骨皮肤韧带位置的骨膜上注射透明质酸。针对颊部凹陷，用透明质酸制剂填充增加容量。

在下面部，针对鼻唇沟纹，使用透明质酸制剂调整梨状孔的凹陷（骨性萎缩）。颏部和降口角肌的皱纹使用肉毒毒素进行治疗。此外，针对下颌的萎缩（变形），在下颌韧带下注射透明质酸，恢复下颌容量，形成向前的适宜突度。针对下颌线不清晰，使用透明质酸恢复下颌容量并形成流畅的下颌线。

🍃 **注射部位及制剂的种类、注射量：**

● 肉毒毒素 38 单位（眉间 20 单位、口角 8 单位、颏部 10 单位）

制剂 A：共 0.3mL（骨膜上・27G 锐针）

制剂 A：共 0.6mL（骨膜上・25G 钝针）

视频 009
制剂 A：共 0.6mL（骨膜上・27G 锐针）

制剂 B：共 1.0mL [0.3mL（骨膜上・27G 锐针），0.2mL（点线注射，皮下浅层）]

视频 010
制剂 A：共 0.5mL（骨膜上・27G 锐针）

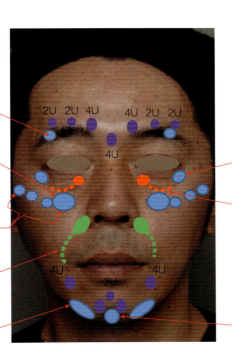

制剂 A：共 0.3mL（骨膜上・30G 锐针）

视频 011
制剂 C：共 0.8mL [骨膜上・25G 钝针（仅 ● 处为皮下浅层 0.1mL）]

制剂 A：0.5mL（骨膜上・27G 锐针）

I 求美者的术前评估和治疗案例 20～39 岁

II 求美者的术前评估和治疗案例 40～59 岁

III 求美者的术前评估和治疗案例 60 岁以上

IV 填充剂与其他治疗的联合应用

V 注射鼻整形术

VI 近期流行的注射法

11

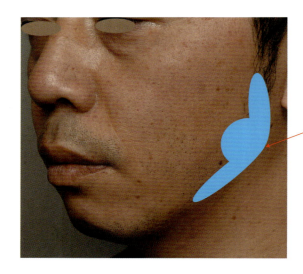

制剂 A：2.0mL
（皮下深层·25G 钝针）

合计：透明质酸 6.6mL，肉毒毒素 38 单位

🍃 **使用制剂：透明质酸**

制剂 A：乔雅登丰颜®（艾尔建日本）

制剂 B：瑞蓝·丽缇®丽多™（高德美）

制剂 C：乔雅登质颜®（艾尔建日本）

肉毒毒素

保妥适®（艾尔建日本）

▶ 个人技巧 ▶

1 颊部的注射——针对颧骨韧带（zygomatic lig.）

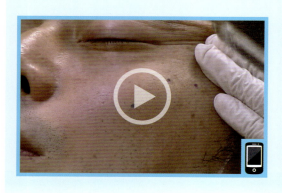

▶ **视频 009**（66 秒·有解说）

　　像给颧骨韧带打桩一样，在耳屏与眶外缘的连接线上，耳屏前 3cm、下方约 1cm 的凹陷处作为基点在骨膜上注射。

　　将 27G 锐针缓慢垂直进针直到触及骨膜，逐渐推药注射 0.1mL。

　　由于是男性，为了打好基础，注射 3 个点位。

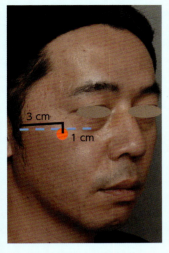

最好边将皮肤拉紧（上提）边注射。

颧骨韧带的注射部位

2 下颌的注射——针对下颌韧带（mandibular lig.）和方形颏部（square of chin）

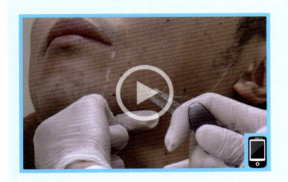

▶ 视频 010（69秒·有解说）

使用27G锐针，用手确认口角向下垂直线的1cm外侧的凹陷部位，缓慢垂直将锐针进针直到触及骨膜，用单点法注射。

与针对颧骨韧带时（视频001）不同，为了避免下颌脂肪室下垂，将下颌韧带作为堤坝进行注射，因此不需要提拉组织。

由于是男性，颏部形状呈方形，因此口角垂直向下的部位也需要注射。将手抵于下颌骨下方，以垂直方向进针操作比较稳定。

3 下睑～颊部的注射——填充泪沟和颊部（tear trough～cheek augmentation）

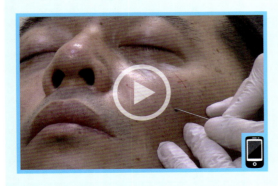

▶ 视频 011（102秒·有解说）

用25G钝针针头（50mm）对要注射的部位先进行剥离。

进针时，偏斜一定的角度，在可无阻力进针的层次（骨膜上）用退针扇形注射法进行注射。需一边感知针尖一边进针以避开鼻唇脂肪室。

在注射填充泪沟时，稍于凹陷部位上方进行注

I 求美者的术前评估和治疗案例 20～39岁

II 求美者的术前评估和治疗案例 40～59岁

III 求美者的术前评估和治疗案例 60岁以上

IV 填充剂与其他治疗的联合应用

V 注射鼻整形术

VI 近期流行的注射法

射，注射需在坐直位睁开眼睛的情况下进行。

在填充泪沟内侧时，需注意避免丁达尔现象的发生。在皮下浅层进行极少量的追加注射，然后用棉签进行按摩。

在填充颊部时，必须考虑到动态表情，注射时需采取坐直位，请求美者一边微笑一边进行注射。

4 下颌的注射——下颌线填充（jawline augmentation）

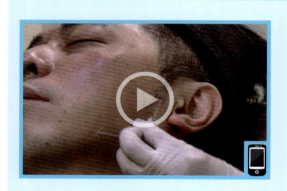

▶ 视频 012（64 秒·有解说）

沿着静态的下颌体至下颌角的弧线区，对容量缺失部位进行填充。用25G钝针针头（50～70mm），在咬肌前约1cm处注意避开面动脉分布的区域，在下颌角和下颌体处进针，一边捏起皮肤，一边以退针扇形注射法进行皮下注射。

对于女性，下颌角后方是主要的注射区域；对于男性则主要注射于下颌角前方、咬肌浅一层。

所谓完美的下颌，女性是参考与过鼻翼垂线的距离，男性是参考与过口角垂线的距离。在下颌角正上方以单点法进行注射，能形成棱角更为分明的下颌。

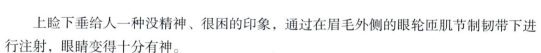

术后评估

上睑下垂给人一种没精神、很困的印象，通过在眉毛外侧的眼轮匝肌节制韧带下进行注射，眼睛变得十分有神。

针对亚洲人典型的下颌部后缩，通过使用肉毒毒素与透明质酸的联合治疗，面部平整度得到改善，看上去年轻又有活力。原本较为中性的五官，通过在下颌部注射透明质酸，也变得更为男性化。

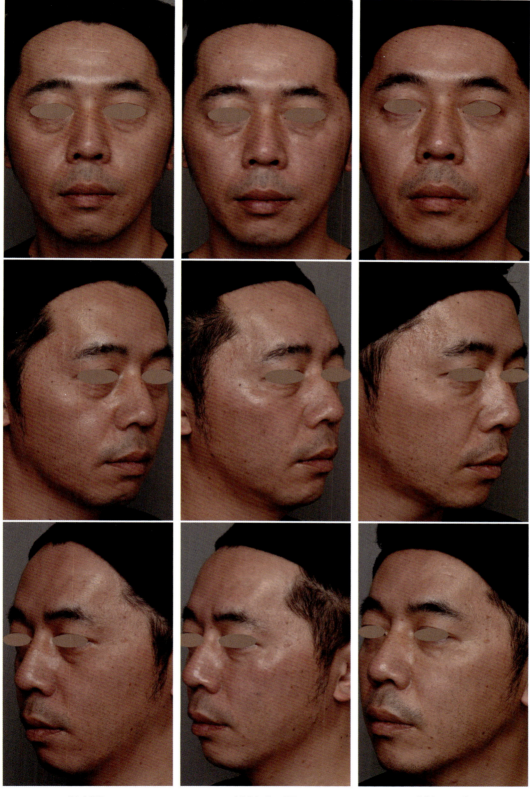

求美者的术前评估和治疗案例 20～39岁 I

求美者的术前评估和治疗案例 40～59岁 II

求美者的术前评估和治疗案例 60岁以上 III

填充剂与其他治疗的联合应用 IV

注射鼻整形术 V

近期流行的注射法 VI

| 注射前 | 注射后 2 周 | 注射后 1 个月 |

建议

1. 注意注射治疗的适应证

治疗皱纹时，针对表情纹以外的皱纹，使用填充剂改善效果更佳。笔者最初先进行整体评估，之后再进行更详细的评估。

2. 求美者知情同意

治疗成功的 3 个要点是"ask"（倾听）、"assessment"（进行求美者评估）、"attentively"（尊重求美者意见，完成治疗）。此外，需要教育求美者不应有过高的期望值，然后决定治疗的先后顺序，这些都是非常重要的。

治疗价格

透明质酸

- 乔雅登丰颜® 　　4.8mL 　　·································· 283 500 日元
- 瑞蓝·丽瑅®丽多™ 　1.0mL 　··································· 56 700 日元
- 乔雅登质颜® 　　0.8mL 　·································· 56 700 日元

肉毒毒素

- 保妥适®38 单位 　·································· 81 000 日元

合计（不含税）477 900 日元

※ 透明质酸制剂是 1mL/ 支，注射剩余的制剂可以冷藏保存，2 周以内可进行微调。肉毒毒素制剂在 2 周内进行微调需要另收 1080 日元复诊费。

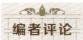

案例 2：20 岁 +，男性

下颌部形态对于轮廓的美感十分重要，亚洲人很多天生下颌部较小，年轻的求美者需要进行下颌部注射的情况也很常见。男性和女性完美的下颌形状是不同的，因此需要事先了解其差异性。

【岩城佳津美】

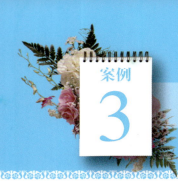

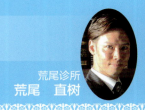
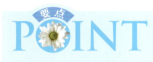

- 年轻人注射透明质酸的目的"变美"多于"抗衰"。
- 矫正减分项。
- 关键词是"变化"。

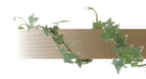

术前评估

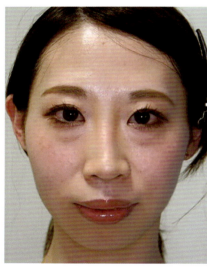 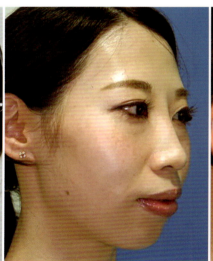 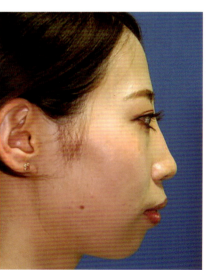

🍃 **求美者主诉**：颞部凹陷，希望额部圆润，在意眼袋和面颊消瘦。

🍃 **评估**：
- 眉上部凹陷明显。
- 颊部凹陷。
- 下颌后缩。

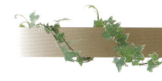 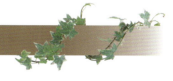

治疗方案

对于年轻人的治疗，主要是改善求美者感到自卑、不满意的部位。年轻求美者脂肪、骨骼的容量缺失较少，松弛程度也不显著。因此，考虑通过注射将天生的形态调整为理想的形态。

将本案例求美者的面部分为上、中、下3个部分来评估。

在上面部，眉上部（额骨）的凹陷明显。通过形成圆润的额部，使其更有女性美感。此外，颞部的凹陷会使人看上去呈现苦相，因此注射着重于使该部位变得饱满。

在中面部，首先改善求美者主诉的"面颊消瘦"。黑眼圈的原因之一是由于眶下区脂肪突出产生的阴影。鼻背线条不流畅，因此建议注射透明质酸给予矫正。

在下面部，通过注射透明质酸改善下颌后缩，可形成鼻尖－嘴唇－下颌的完美连线。

🍃 注射部位及制剂的种类、注射量：

制剂 A：2mL
（骨膜上·25G 钝针）

视频 015
制剂 B：0.2mL
（骨膜上·25G 钝针）

制剂 C：1mL
（筋膜上·25G 钝针）

视频 014
制剂 D：1mL
（骨膜上～脂肪层·25G 钝针）

制剂 E：0.7mL
（皮下深层·25G 钝针）

视频 015
制剂 B：0.5mL
（骨膜上·27G 锐针）

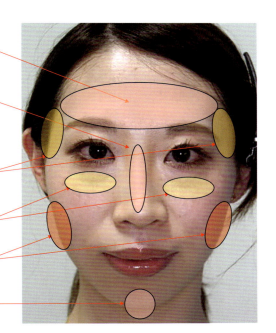

合计：透明质酸 5.4mL

🍃 使用制剂：透明质酸

制剂 A：CLEVIEL PRIME®（Aestura）

制剂 B：CLEVIEL CONTOUR®（Aestura）

制剂 C：乔雅登丰颜®（艾尔建日本）

制剂 D：TEOSYAL® RHA3（Teoxane）

制剂 E：BELOTERO® INTENSE（Merz）

求美者的术前评估和治疗案例 20～39岁 Ⅰ

求美者的术前评估和治疗案例 40～59岁 Ⅱ

求美者的术前评估和治疗案例 60岁以上 Ⅲ

填充剂与其他治疗的联合应用 Ⅳ

注射鼻整形术 Ⅴ

近期流行的注射法 Ⅵ

1 效果取决于术前设计

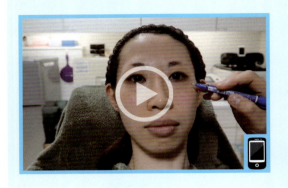

▶ 视频 013（58 秒）

术前设计应在表情放松时进行。如果盯着镜中的自己，容易产生表情。反复思考进针点的位置，可从最少进针点进行多部位注射。单侧颊部至下眼睑的注射一般采用 1 个进针点，鼻唇沟纹、上唇、口角纹的注射采用 1 个进针点，颞部和额部的注射采用 1 个进针点。进针点越少，意味着出血的概率越低。

进针点行局部麻醉。尽量使用细针（视频中为 33G），还可以添加肾上腺素来进一步降低出血的风险。

注射麻醉后等待数分钟，确认镇痛起效且血管收缩后方可开始治疗。由于进针点非常微小，必须事先做好标记。在标记旁进针。进针过深会导致出血，而过浅或角度倾斜则会导致钝针穿刺不佳。确定进针点的锐针应为钝针同直径或小一号。在视频中，由于使用了 25G 钝针，因此锐针选择 26G。

2 从 1 个点朝多方向进行注射

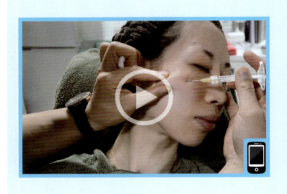

▶ 视频 014（72 秒）

钝针的好处是微创的同时却能进行较大范围的治疗。从颊部中央进针，可涉及颊外的凹陷、颧弓上、眶下缘、鼻唇沟等部位的治疗。

因惯用手会导致左右注射难度不同，需要一段时间来适应，直到左右侧都能以同样的手感进行注射。

求美者的术前评估和治疗案例 20~39岁 I

求美者的术前评估和治疗案例 40~59岁 II

求美者的术前评估和治疗案例 60岁以上 III

填充剂与其他治疗的联合应用 IV

注射鼻整形术 V

近期流行的注射法 VI

3 通过注射下颌和鼻背来形成完美的侧面外观

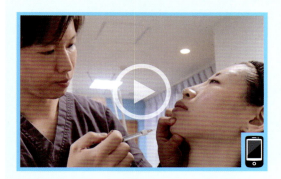

▶ 视频 015（63 秒）

下颌部位需根据比例来决定注射部位。切勿使下颌过于前凸或过长。

鼻背注射时可用锐针也可用钝针，视频中使用的是钝针。作者非常注意注射时的手感。

术后评估

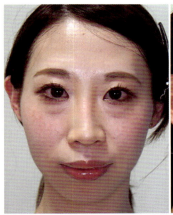
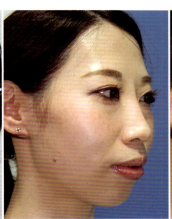
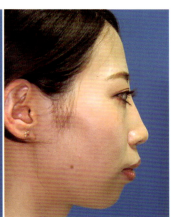

注射前

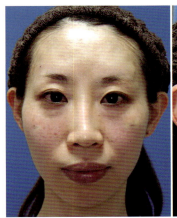
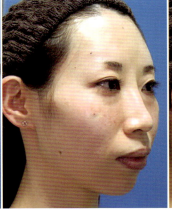
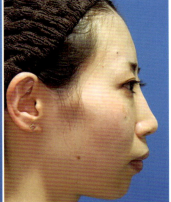

注射后即刻

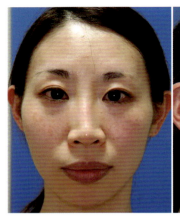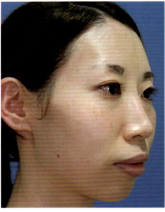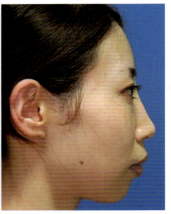

注射后 2 周

求美者主诉的下睑黑眼圈通过注射已有改善，眼睛变得有神。此外，原本扁平的额部也变得圆润，可以看到额部至鼻部呈现一条漂亮的弧线。鼻背的凹陷也得到矫正。

因治疗前有下颌后缩，所以注射时特别关注了鼻 – 嘴唇 – 下颌的连线，注射后使颏部顶点向前移位。可以看到侧面外观改善非常明显。通过纠正颞部和颊部外侧的凹陷，面部整体轮廓流畅，呈鹅蛋脸。

 建议

以下为针对年轻求美者的注射治疗要点。

因衰老导致的组织萎缩和下垂在年轻人面部并不明显，因此更多的是通过填充改善天生的形态。术前面诊时，要询问求美者想改善哪些部分（对哪里不满意或不自信）。同时，医生要从专业角度提出需要解决的问题。

本案例求美者主诉下睑有黑眼圈，作者指出额头部、颞部、颊部外侧的容量不足，以及下颌后缩，通过对以上部位进行治疗，求美者对效果非常满意。

此外，需要确定求美者是希望有巨大的变化，还是稍有改善就能够满意。求美者经常的诉求是"不想被别人看出来"，对此可以将治疗分几次进行，让求美者逐渐改变也是一个好方法。

治疗价格

透明质酸

- CLEVIEL PRIME® 2mL ·············· 120 000 日元
- TEOSYAL® RHA3 1mL ·············· 60 000 日元
- CLEVIEL CONTOUR® 0.7mL ·············· 84 000 日元
- 乔雅登丰颜® 1mL ·············· 100 000 日元
- BELOTERO® INTENSE 0.7mL ·············· 60 000 日元

合计（不含税）424 000 日元

案例 3：30 岁 +，女性

如果进行填充剂注射治疗，就必须熟练掌握钝针操作方法。用细致的手法进行治疗可大大降低内出血和栓塞的风险。

钝针有各种粗细、长度和硬度，不同医生擅长使用的型号不同。应根据注射部位及制剂活用各种钝针。熟练之后能从针尖感受到钝针进入的层次。

【岩城佳津美】

I 求美者的术前评估和治疗案例 20～39 岁

II 求美者的术前评估和治疗案例 40～59 岁

III 求美者的术前评估和治疗案例 60 岁以上

IV 填充剂与其他治疗的联合应用

V 注射鼻整形术

VI 近期流行的注射法

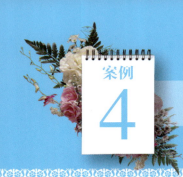
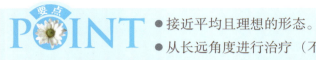

P⬤INT *要点*

- 接近平均且理想的形态。
- 从长远角度进行治疗（不宜过量注射）。
- 即使老化特征不明显，也可以通过注射接近理想的形态，还能改善可能引起衰老的弱点，即追求美的同时抗衰老。

术前评估
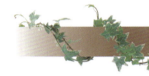

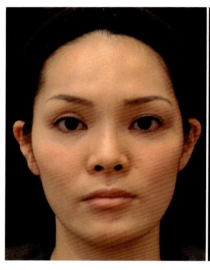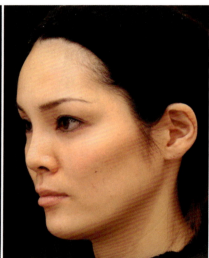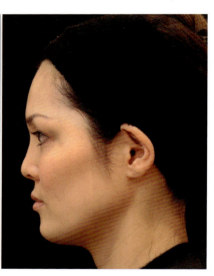

🍃 **求美者主诉**：看上去疲劳，下颌部松弛。

🍃 **评估**：
- 右侧眉毛上扬，左右重睑宽度不一致。
- 颞部凹陷。
- 中面部容量缺失。
- 颏肌紧张。

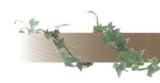

求美者的术前评估和治疗案例 20～39岁 I

求美者的术前评估和治疗案例 40～59岁 II

求美者的术前评估和治疗案例 60岁以上 III

填充剂与其他治疗的联合应用 IV

注射鼻整形术 V

近期流行的注射法 VI

治疗方案

面部整体极瘦，较为松弛，骨骼棱角过于分明，眼部左右差异非常明显。

中面部的容量缺失引起下睑外翻。皮肤极薄，特别是下眼睑部位尤为明显，因此本次治疗未注射下眼睑内侧，而是进行了眼轮匝肌节制韧带的加强，矫正左右侧差异。

求美者主诉的"下颌松弛"并不明显，因此上提右侧口角，调整轮廓，使整体刚硬的形象变得柔和。同时，为了使下面部也有提升效果，对上面部和中面部进行了注射。下颌骨棱角过于分明，因此不在下颌注射透明质酸，而是用肉毒毒素改善颏肌的过度紧张。

🍃 注射部位及制剂的种类、注射量：

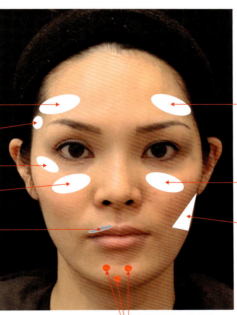

制剂 A：0.2mL
（骨膜上·27G 钝针）

视频 016
制剂 A：0.3mL（骨膜上·27G 锐针）

制剂 A：0.2mL
（骨膜上·27G 钝针）

制剂 A：0.3mL
（骨膜上·27G 钝针）

制剂 B：0.1mL
（皮下浅层·27G 钝针）

制剂 A：0.2mL
（骨膜上·27G 钝针）

制剂 A：0.2mL
（SOOF 内·27G 钝针）

视频 017
制剂 A：0.2mL
（皮下浅层·27G 钝针）

肉毒毒素　6 单位
（2 单位 ×3 处）

合计：透明质酸 1.7mL，肉毒毒素 6 单位

🍃 使用制剂：**透明质酸**

制剂 A：乔雅登丰颜®（艾尔建日本）

制剂 B：乔雅登雅致®（艾尔建日本）

肉毒毒素

保妥适®（艾尔建日本）

1 颞部的注射

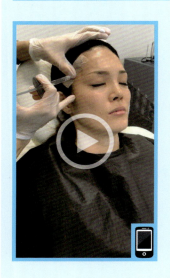

▶ 视频 016（43 秒）

　　针对颞部凹陷，注射乔雅登丰颜®（以下简称"丰颜"）。由于该求美者较年轻，将重点放在使用量少却有效果上，所以额部用钝针从外侧进针，将丰颜少量注射于额肌下，用以改善眉毛上的凹陷，进针处的稍下方用锐针在颞骨骨膜上进行注射。

　　在颞骨骨膜上注射时，可使用比丰颜支撑性更强的制剂，但在使用钝针进行皮下注射时，需要注意制剂的支撑力。

2 颊部皮下的注射

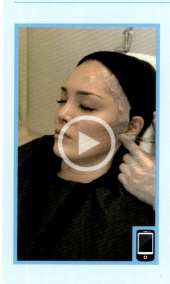

▶ 视频 017（56 秒）

　　改善颊部脂肪量少的问题。在凹陷部位将钝针插入皮下，用扇形注射法平铺透明质酸。不仅要减少与颧弓之间的断层，还应有意识地将口角及鼻唇沟周围的组织向上、向外侧提升。对面部消瘦者或者皮肤薄者，要注意避免注射部位和周围部位的凹凸不平。

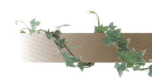

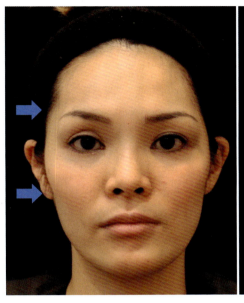

注射前

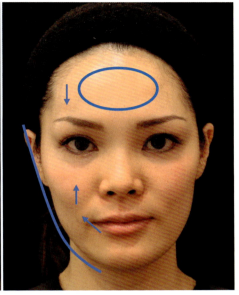

注射后 3 周

颞部的凹陷得到了缓解，脸部线条凌厉、阳刚的形象得到改善。此外，在右眉上注射透明质酸改善了单侧眉毛上扬的情况，重睑线宽度的左右差异也得到了改善。在上面部，虽然只从颞部到眉毛上部进行了注射，但由于颞部到额外侧的凹陷减少，给人一种额部中央也进行了注射的紧致感。

颊部恢复了容量，线条变得较为圆润柔和。上唇仅对右侧进行了注射，视觉上右侧口角上扬，使嘴唇左右较为对称。

虽然求美者主诉下颌周围下垂，但因其年轻且较瘦，所以实际上几乎没有下垂。在术前照片中略显前凸的下颌通过注射肉毒毒素抑制颏肌紧张，形态有所改善。

I 求美者的术前评估和治疗案例 20～39岁

II 求美者的术前评估和治疗案例 40～59岁

III 求美者的术前评估和治疗案例 60岁以上

IV 填充剂与其他治疗的联合应用

V 注射鼻整形术

VI 近期流行的注射法

27

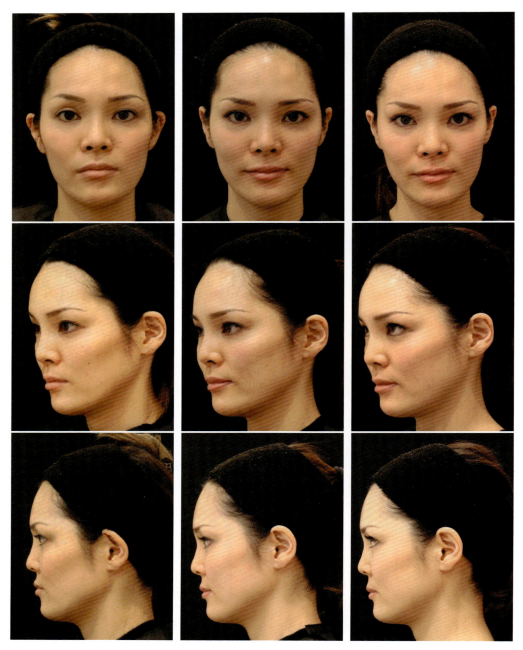

本次注射前 注射后即刻 注射后 3 周

建议

本案例从 2015 年以来，治疗已经持续了 3 年。在初次注射之前，整体容量缺失比现在更明显，看起来更男性化。如果求美者从年少时就有比较特殊的不够理想的五官特征，那么随着年龄的增长，这种特征会更加明显，因此需要优先治疗。就本案例来看，虽然骨相良好，但上面部和中面部的容量缺失问题非常明显。

通过对弱点的持续治疗，不仅能改善美观，还能延缓衰老。

对年轻人应避免因强烈的求美欲望而进行过度的治疗，要对求美者进行教育，从长远角度设计可持续的治疗方案，医生本身也应该有预见性地开展治疗。

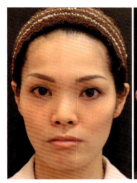 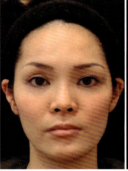 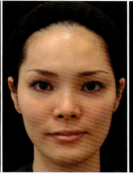 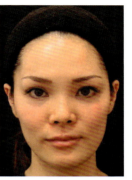

| 首次注射前（2015） | 本次注射前 | 注射后即刻 | 注射后 3 周 |

治疗价格

透明质酸
- 乔雅登丰颜®　　1.6mL　·· 145 000 日元
- 乔雅登雅致®　　0.1mL　··· 6 000 日元

肉毒毒素
- 保妥适®6单位　·· 8 000 日元

合计（不含税）159 000 日元

※ 眉间等部位的肉毒毒素治疗价格不同。

求美者的术前评估和治疗案例 20～39岁　I

求美者的术前评估和治疗案例 40～59岁　II

求美者的术前评估和治疗案例 60岁以上　III

填充剂与其他治疗的联合应用　IV

注射鼻整形术　V

近期流行的注射法　VI

编者评论

案例 4：30 岁 +，女性

　　对于年轻求美者来说，重要的并不是一次注射就产生巨大的变化。即使一次注射变化较小，但如同本案例一样，通过照片对比历年的变化后就会发现，理想的注射其实是随着时间的推移自然而然地变美。

【岩城佳津美】

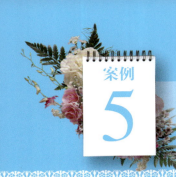

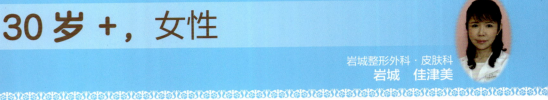
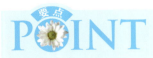

- 由于老化导致的轮廓变化逐渐明显，但支撑性韧带和皮肤松弛仍然很少，因此需要注射填充剂来支撑和加固这些组织，主要目的是防止老化（下垂）和保持优美的轮廓。
- 注射的主要目的是通过填充物支撑和加固这些组织，防止老化（下垂）并保持优美的轮廓。
- 针对表情肌活动过多的部位，为了防止之后皱纹加深，建议一年注射肉毒毒素 2 次。
- 不进行过大的改变，只做自然的改善（不产生整体容量增加感）。
- 亚洲人下颌部后缩的情况较为常见，可以使用填充剂调整轮廓比例。

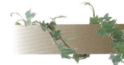

术前评估

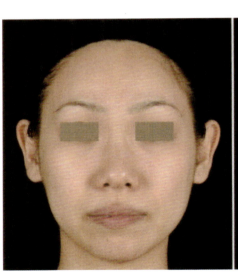
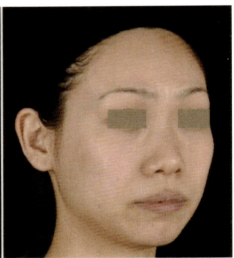

🍃 **求美者主诉**：眼下阴影（tear trough）、眼尾细纹、颊部松弛。

🍃 **评估**：
- 因泪沟导致黑眼圈明显。
- 整体轮廓重心偏下。
- 颞部略有凹陷。
- 可见下颌后缩，颏肌过度紧张。

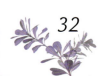

求美者的术前评估和治疗案例 20～39岁 I

求美者的术前评估和治疗案例 40～59岁 II

求美者的术前评估和治疗案例 60岁以上 III

填充剂与其他治疗的联合应用 IV

注射鼻整形术 V

近期流行的注射法 VI

治疗方案

在泪沟处注射透明质酸，使黑眼圈不明显。此外，注射可提升主要支持韧带的点位，使下移的重心向上，呈现鹅蛋脸。

注射部位及制剂的种类、注射量：

● 肉毒毒素注射部位

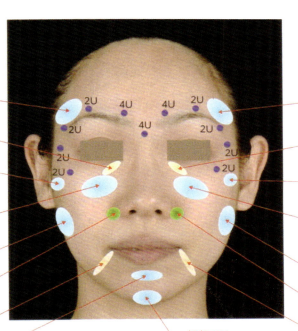

视频 018
制剂 A：0.4mL
（骨膜上·27G 锐针）

制剂 C：0.2mL
（皮下浅层·30G 锐针）

制剂 A：0.15mL
（骨膜上·27G 锐针）

制剂 A：0.5mL
（骨膜上～SOOF 内·
27G 钝针）

制剂 A：0.3mL
（SMAS 上～皮下浅层·
27G 钝针）

制剂 B：0.3mL
（骨膜上·27G 锐针）

制剂 C：0.1mL
（皮下浅层·30G 锐针）

制剂 A：0.4mL
（皮下浅层·27G 锐针）

制剂 A：0.45mL
（骨膜上·27G 锐针）

制剂 C：0.25mL
（皮下浅层·30G 锐针）

视频 019
制剂 A：0.15mL
（皮下浅层·30G 锐针）

制剂 A：0.55mL
（骨膜上～SOOF 内·
27G 钝针）

视频 020
制剂 A：0.3mL
（SMAS 上～皮下浅层·
27G 钝针）

制剂 B：0.3mL
（骨膜上·27G 锐针）

制剂 C：0.1mL
（皮下浅层·30G 锐针）

视频 021
制剂 A：0.45mL（骨膜上·27G 锐针）

合计：透明质酸 4.9mL，肉毒毒素 28 单位

使用制剂：透明质酸

制剂 A：乔雅登丰颜®（艾尔建日本）

制剂 B：乔雅登极致®（艾尔建日本）

制剂 C：乔雅登雅致®（艾尔建日本）

肉毒毒素

保妥适®（艾尔建日本）

33

▶ 个人技巧 ◀

1 颞部的注射（骨膜上）

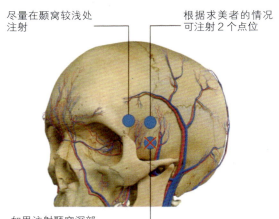

避开肉眼可见的血管及颞浅动脉，尽量在颞窝较浅处注射。如果注射过深，就会需要更大剂量才能让颞部丰满。

尽量在颞窝较浅处注射

根据求美者的情况可注射 2 个点位

如果注射颞窝深部，会需要更大剂量

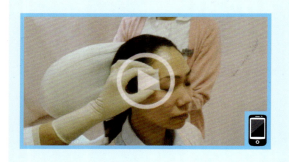

▶ 视频 018（43 秒）

使用 27G 锐针（19mm），缓慢进针，直至针尖轻触骨膜。一旦针尖触及骨膜，将针尖固定在该位置，使用单点注射法缓慢推注。如果颞部凹陷范围较大，可用单点注射法注射两处，或使用钝针在颞深筋膜与颞顶筋膜之间的疏松结缔组织层采用退针扇形注射法追加注射。

（参见作者著作：《面部填充剂》——各部位注射技巧 4。）

2 侧面部提升点位的注射 - ①

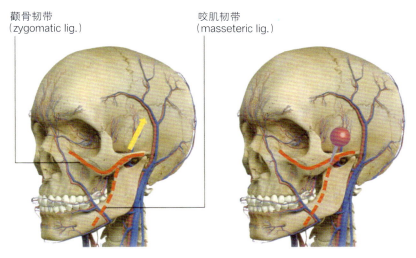

颧骨韧带
(zygomatic lig.)　　咬肌韧带
(masseteric lig.)

支持韧带的作用类似于图钉固定，可以采用少量单点注射的方式注射填充剂。

在拟上提颧骨韧带和咬肌韧带的位置（颞颧缝附近），在颧弓骨膜上，采用单点注射法注射少量（0.05 ~ 0.1mL）塑型效果佳的填充剂。

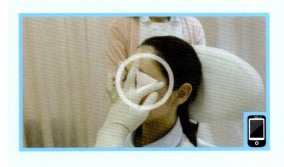

▶ 视频 019（17秒）

在本案例中，为了避免注射后的凸起，在2个点位各注射了少量（0.05mL）填充剂。视频展示的是第2个点位的注射。用力提起颧骨韧带，使填充剂注射在韧带下。由于上提了皮肤，因此注射位置与最初的标记位置不同。可以用左手食指将皮肤连同韧带一起提起，用拇指触摸颧弓下缘，来确定正确的注射位置。

注射后，缓慢移开左手食指。此时，可以看到上拉的皮肤被固定住，没有下移。这说明支持韧带因填充剂被固定住了。如果松开手时上拉的皮肤又回到原来的位置，则说明填充剂的提升点位不正确。

求美者的术前评估和治疗案例 20~39岁 Ⅰ

求美者的术前评估和治疗案例 40~59岁 Ⅱ

求美者的术前评估和治疗案例 60岁以上 Ⅲ

填充剂与其他治疗的联合应用 Ⅳ

注射鼻整形术 Ⅴ

近期流行的注射法 Ⅵ

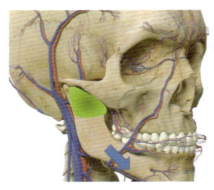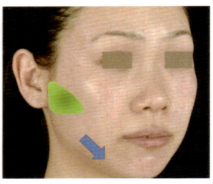

绿色部位（耳前窝）如有凹陷，那么下方容易松弛，或是轮廓不流畅。

颧弓下方的三角形部分（耳前窝）会随着年龄增长而凹陷。该部位如有凹陷，那么下面部就会产生松弛。此外，会使面部外侧的轮廓不流畅。

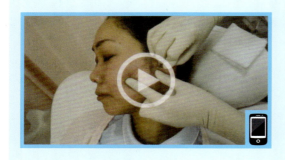

▶ 视频 020（90 秒）

通过填充剂恢复耳前窝的容量，可以改善轮廓和下垂。这是最重要的提升点。在面部外轮廓取进针点，将 27G 钝针插入皮下疏松结缔组织层，剥离需要注射的区域。剥离后，采用退针扇形注射法进行注射。

注射后，用浸润洗必泰（氯已定）的棉球按摩，使其平整融合。注意注射时不要超过颧弓（面部最宽处），即无须使皮肤膨出，填充至让皮肤平整的程度即可。

（参见作者著作：《面部填充剂》——各部位注射技巧 6。）

4 下颌的注射

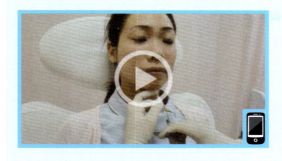

▶ 视频 021（24秒）

　　从下颌部正中央用 27G 锐针缓慢刺到骨膜上，左手捏住颏部尖端，用退针单点注射法一边回抽一边注射到各层次中，以免填充剂扩散。越往下颏部尖端处注射量越少，以此来调整下颌形状。为了左右对称，应一边观察下颌的形状，一边按需要追加注射。

注射后给予按摩塑形。

（参见作者著作：《面部填充剂》——各部位注射技巧7。）

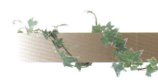

术后评估

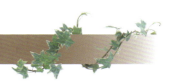

　　通过将面部整体重心上移，使原本上小下大的轮廓变为上大下小的鹅蛋形。虽然注射了 4.9mL 填充剂，但没有肿胀感，反而看上去脸变小了。肉毒毒素注射使眉毛上扬，睁眼变得轻松。

　　在加强支持韧带的部位注射填充剂，可以塑造优美的轮廓，延缓未来的老化（下垂）。而且，当下颌发育不良时（如本病例），通过注射填充剂矫正下颌形状，使整体比例匀称，是获得优美轮廓的关键（联合肉毒毒素注射颏肌效果更佳，但本案例求美者不接受，因此只使用了填充剂）。

　　求美者的主要诉求还有一项是眼周细纹，但向求美者说明这些细小部位并不会影响整体印象，因此未进行治疗。

求美者的术前评估和治疗案例 20～39岁 Ⅰ

求美者的术前评估和治疗案例 40～59岁 Ⅱ

求美者的术前评估和治疗案例 60岁以上 Ⅲ

填充剂与其他治疗的联合应用 Ⅳ

注射鼻整形术 Ⅴ

近期流行的注射法 Ⅵ

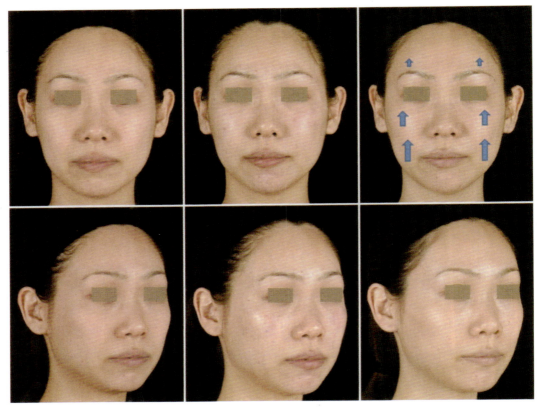

| 注射前 | 注射后即刻 | 注射后2周 |

 建议

对于年轻求美者，从照片上较难看出注射前后的鲜明变化，但诀窍其实就在于不要看出太大的变化。由于松弛和皱纹都较少，因此注射的目的不是"返老还童"，而是"预防衰老"。

过度注射不仅看起来不自然，反而会加速衰老。

治疗价格

透明质酸

- 乔雅登丰颜® 3.65mL ·· 250 000 日元
- 乔雅登极致® 0.6mL ··· 50 000 日元
- 乔雅登雅致® 0.65mL ··· 50 000 日元

肉毒毒素

- 保妥适® 28单位 ··· 80 000 日元

合计（不含税）430 000 日元

※ 透明质酸制剂是 1mL/ 支，注射剩余的制剂可以冷藏保存，3 ~ 4 周后可进行微调。制剂以外，还需要注射费 2500 日元和表面麻醉费用 500 日元，钝针另收 1000 日元。

求美者的术前评估和治疗案例 20 ~ 39 岁 Ⅰ

求美者的术前评估和治疗案例 40 ~ 59 岁 Ⅱ

求美者的术前评估和治疗案例 60 岁以上 Ⅲ

填充剂与其他治疗的联合应用 Ⅳ

注射鼻整形术 Ⅴ

近期流行的注射法 Ⅵ

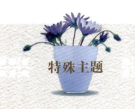
填充剂注射的终点在何处？

个人认为，填充剂注射的终点是创造"美丽的轮廓"。不仅是注射，可以说这是所有年轻化治疗的终点。

与"外貌"直接相关的 3 个视觉要素是轮廓（形状）、色彩和质感，其中轮廓（形状）被认为尤为重要。人在观察物体时，大脑首先感知的是轮廓。大脑会在瞬间（1/1000ms 内）对该物体是否美观做出清晰准确的判断。因此，轮廓匀称可以说是容貌姣好的最重要因素。对于女性来说，鹅蛋脸（oval face shape）是全世界公认的标准轮廓。此外，轮廓的左右对称也是一个非常重要的因素（见本书第 132~135 页"左右对称的重要性"专栏）。而"衰老"如果用另一种方式来描述，那就是"轮廓形变的过程"。

想来诊所填充的大多数求美者都是希望改善鼻唇沟纹（法令纹）等局部皱纹，但是如果治疗不改善整体比例，也就是轮廓的话，求美者往往不会太满意最终的效果。求美者之所以希望进行局部治疗，是因为他们缺乏专业知识，错误地认为"只要去掉了碍眼的皱纹，就会变得更加年轻漂亮"，但他们的最终愿望其实还是想拥有一张年轻漂亮的脸。

因此，填充剂的注射不应局限于局部除皱，而应始终着眼于整体比例的和谐以及与年龄相符的美感。

以下展示一例以轮廓为重点的治疗案例（案例 1）。该案例在大约两年半的时间里共进行了 6 次治疗（共注射 7.9mL）。

注射后，轮廓的左右差异（不对称）被矫正，整体轮廓也接近于理想的鹅蛋形。此外，补充了容量缺失，也将下垂的部位进行了提拉，面部阴影面积减小，从面容憔悴变成了饱满健康的感觉。

鼻背矫正并不是必需的，但是稍加修饰就能增强面部的美感。下颌形状的调整也使面部比例更佳，在斜侧和侧面都能呈现出优美的轮廓。

个人认为，本案例的效果就是填充剂注射的终点。进一步注射反而会不自然，因此要将重点转移到维持性注射上，以保持这种状态。

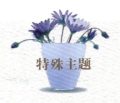

特殊主题

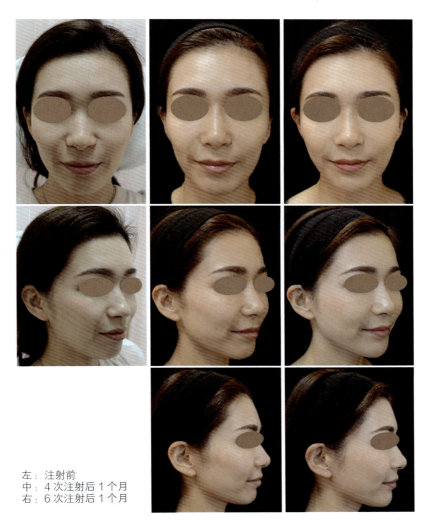

左：注射前
中：4次注射后1个月
右：6次注射后1个月

案例1：30岁+，女性

求美者的术前评估和治疗案例 20~39岁 I

求美者的术前评估和治疗案例 40~59岁 II

求美者的术前评估和治疗案例 60岁以上 III

填充剂与其他治疗的联合应用 IV

注射鼻整形术 V

近期流行的注射法 VI

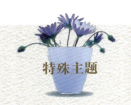

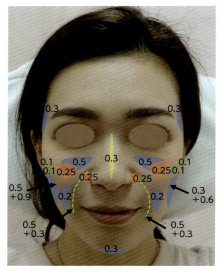

● 羟基磷灰石微球：Radiesse®（Merz）
● 透明质酸：Teosyal® RHA3（Teoxane）
● 透明质酸：乔雅登雅致®（艾尔建日本）
● 透明质酸：CLEVIEL® CONTOUR（Aestura）

案例 1：6 次治疗的注射部位、注射量，以及注射制剂的种类

　　注射前，求美者因老化造成了轮廓变方。注射 4 次后，轮廓已接近于理想形状的鹅蛋形。第 1 次和第 2 次注射主要是为了消除面部阴影和提拉面部。从第 3 次注射开始，为了改善肤质，主要注射了刺激胶原蛋白生成的 PCL（聚己内酯）制剂（ELLANSE®，Sinclair）。经过 4 次治疗，效果几乎达到了理想状态。

　　调整轮廓后，面部整体看起来更紧致、更小巧。此外，虽未对鼻部进行注射，但原本因衰老而扩张的鼻翼反而缩小了，鼻背曲线也更流畅。考虑到求美者的年龄，不过度填充颊部，也无须让鼻唇沟完全消失。术后效

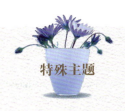

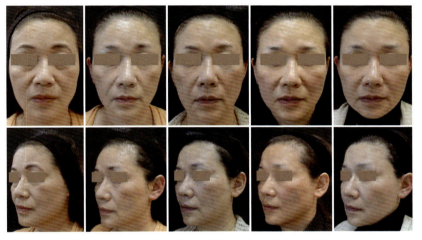

| 注射前 | 第1次注射后即刻 | 第2次注射后即刻 | 第3次注射后即刻 | 第4次注射后即刻 |

案例2：50岁+，女性

果与年龄相符，自然美观。

案例2是每隔3~4个月进行1次注射，共治疗了4次（共注射11.5mL）（注射方案细节略）。

【岩城佳津美】

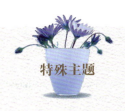

特殊主题

I 求美者的术前评估和治疗案例 20~39岁

II 求美者的术前评估和治疗案例 40~59岁

III 求美者的术前评估和治疗案例 60岁以上

IV 填充剂与其他治疗的联合应用

V 注射鼻整形术

VI 近期流行的注射法

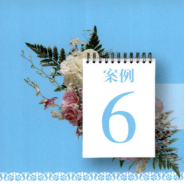

P😊INT

- 该年龄段衰老逐渐明显。特别是对于天生骨相不佳的人来说，老化尤其迅速。
- 为了延缓老化的进展，可进行预防性注射。由于该年龄段的求美者自身也开始对衰老感到恐惧，很容易因求美者的不断要求，而导致过度注射，因此必须把控注射量。

本案例于作者著作《面部填充剂》案例学习3中有所介绍。

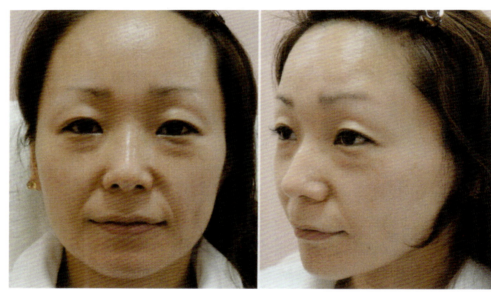

（注射详情见作者著作《面部填充剂》——案例学习3。）

在《面部填充剂》一书中刊登了注射3次之后经过1年4个月的长期效果，这里将介绍在那之后的长期经过，以及为保持效果而进行的追加注射。

首先是3次注射后的长期进展。

在注射3次后的1年4个月，会觉得整体容量比刚注射时减少了20%～40%，但在继续注射后，即使是经过了2年，容量似乎也仅减少了10%～20%。

特别是从斜侧位角度可以看出，与注射前相比，注射3次后状态依旧保持良好（见《面部填充剂》，第60～62页，可以了解为何效果可以长期保持）。

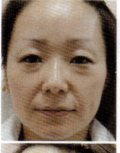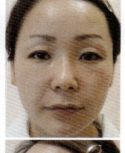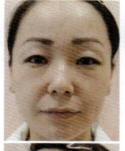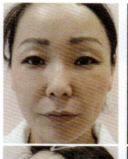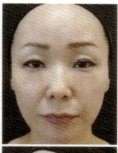

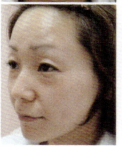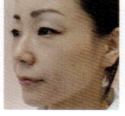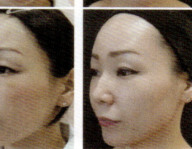

| 注射前 | 第 3 次注射后即刻
（注射量 9.7mL） | 第 3 次注射后 1 年
4 个月 | 追加注射后即刻
（注射量 3.0mL） | 追加注射后 2 年 |

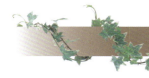

术前评估

本次以保持今后的长期效果为目的，进行维持性注射。

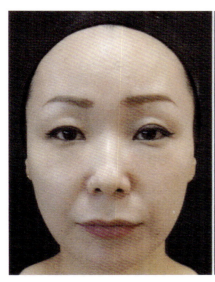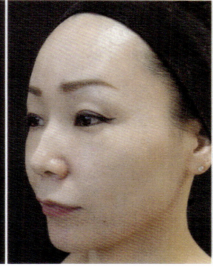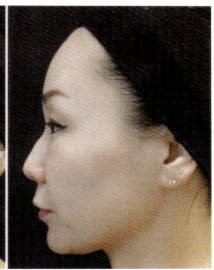

🍃 **求美者主诉**：之前的注射治疗已使求美者保持了相当好的面部状态，但是还有如下症状。

🍃 **评估**：
- 面部重心偏低，略有下垂。
- 法令纹加深。
- 颏部尖端扁平。

求美者的术前评估和治疗案例 20～39 岁 Ⅰ

求美者的术前评估和治疗案例 40～59 岁 Ⅱ

求美者的术前评估和治疗案例 60 岁以上 Ⅲ

填充剂与其他治疗的联合应用 Ⅳ

注射鼻整形术 Ⅴ

近期流行的注射法 Ⅵ

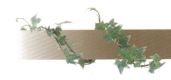
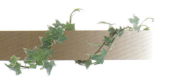

治疗方案

　　目标是不产生整体容量增加感，仅提升全面部，使轮廓更年轻。注射仅是为了维持效果。

🌿 **注射部位及制剂的种类、注射量：**

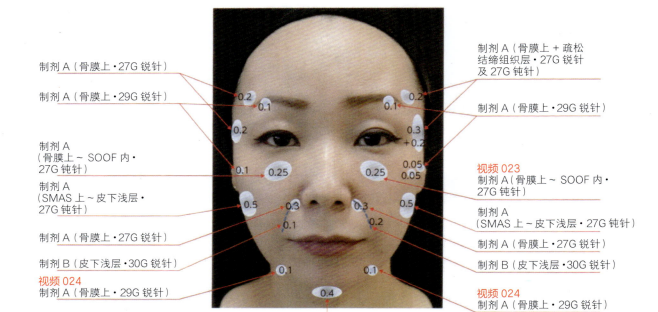

制剂 A（骨膜上·27G 锐针）

制剂 A（骨膜上·29G 锐针）

制剂 A（骨膜上 ~ SOOF 内·27G 钝针）

制剂 A（SMAS 上 ~ 皮下浅层·27G 钝针）

制剂 A（骨膜上·27G 锐针）

制剂 B（皮下浅层·30G 锐针）

视频 024
制剂 A（骨膜上·29G 锐针）

制剂 A（骨膜上 + 疏松结缔组织层·27G 锐针及 27G 钝针）

制剂 A（骨膜上·29G 锐针）

视频 023
制剂 A（骨膜上 ~ SOOF 内·27G 钝针）

制剂 A（SMAS 上 ~ 皮下浅层·27G 钝针）

制剂 A（骨膜上·27G 锐针）

制剂 B（皮下浅层·30G 锐针）

视频 024
制剂 A（骨膜上·29G 锐针）

制剂 A（骨膜上 ~ 皮下浅层·27G 锐针）

合计：透明质酸 4.5mL

🌿 **使用制剂：透明质酸**

　　制剂 A：瑞蓝·丽缇®丽多™（高德美）

　　制剂 B：瑞蓝·瑞缇®（高德美）

求美者的术前评估和治疗案例 20～39岁 Ⅰ

求美者的术前评估和治疗案例 40～59岁 Ⅱ

求美者的术前评估和治疗案例 60岁以上 Ⅲ

填充剂与其他治疗的联合应用 Ⅳ

注射鼻整形术 Ⅴ

近期流行的注射法 Ⅵ

▶ 个人技巧 ◀

1 颞部的注射（疏松网状结缔组织层，loose areolar tissue）

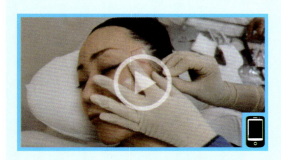

▶ 视频 022（51 秒）

颞部基本都是注射于骨膜上（见本书第 34 页的视频 018）。但是，对于颞部凹陷较严重及颧弓凸出的求美者，仅在骨膜上的注射较难完全矫正，因此需要在浅层的疏松网状结缔组织层进行额外注射。注射完成后，从额部外侧到颧弓的连接就会更加平滑自然。

使用 27G 钝针的针尖，事先剥离需要注射的区域，之后是钝针可无阻力进针的层次。然后使用退针扇形注射法平铺。

注射后，按摩使该区域平整、融合。

（参见作者著作：《面部填充剂》——各部位注射技巧 4。）

2 中面部的注射（中颊沟，midcheek groove）

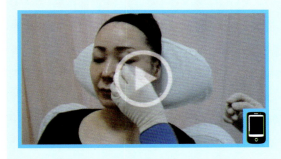

▶ 视频 023（57 秒）

在中颊沟延长线上取进针点，将钝针缓慢插入骨膜浅面、SOOF 深面。这时钝针可无阻力地进针。确认针尖无异常阻力后，一边观察颊部的饱满程度和形态，一边微调钝针的方向和注射层次，使用退针注射法缓慢推注。

（参见作者著作：《面部填充剂》——各部位注射技巧 2。）

47

3 下颌部的注射（下颌韧带支撑点）

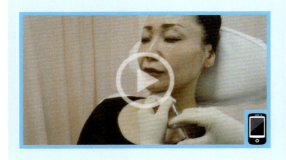

▶ 视频 024（18 秒）

这是高德美公司 True lift 注射法中的 TL4 点位。可以将下颌韧带向前推，对上方下垂的软组织在下方给予支撑。在木偶纹延长线上的下颌线骨膜上用单点注射法注射 0.1mL。

注射后，轻轻按压，使之融合。如按压过重，会削弱对韧带的支撑效果。

（参见本书第 224 ~ 231 页"高德美的 True Lift 注射法"。）

术后评估

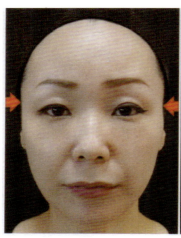

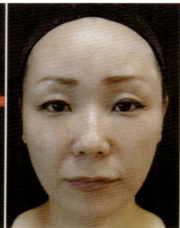
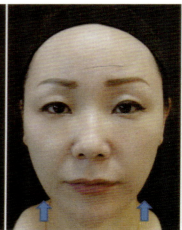

| 注射前 | 注射后即刻 | 注射后 2 周 |

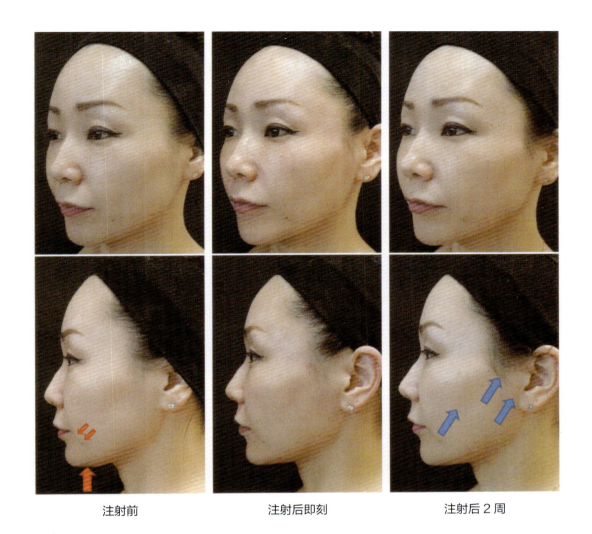

<table>
<tr><td>注射前</td><td>注射后即刻</td><td>注射后 2 周</td></tr>
</table>

面部整体得到提升，颊部也得到提拉。凹陷的颞部变平整，颊部也变立体，呈现美丽的鹅蛋形轮廓。注射后面部看起来反而更小。颊部未进行过度填充，鼻唇沟纹也未完全填平。

侧面观，从蓝色箭头表示的提升效果可以看出，注射前颏部下方的阶梯感已经缓解，面部线条变得更加清晰、流畅。

I 求美者的术前评估和治疗案例 20～39岁

II 求美者的术前评估和治疗案例 40～59岁

III 求美者的术前评估和治疗案例 60岁以上

IV 填充剂与其他治疗的联合应用

V 注射鼻整形术

VI 近期流行的注射法

建议

　　如果已经暂时达到预期的注射效果，应将治疗转向"维持注射"，以尽可能长时间地保持效果。在维持注射时，须注意不要过度注射。

治疗价格

透明质酸

● 瑞蓝·丽瑅®丽多™　　4.2mL　··························　210 000日元

● 瑞蓝·瑞瑅®　　0.3mL　··························　50 000日元

合计（不含税）250 000日元

※ 透明质酸制剂是 1mL/ 支，注射剩余的制剂可以冷藏保存，3～4 周后可进行微调。制剂以外，还需要注射费 2500 日元和表面麻醉费用 500 日元，钝针另收 1000 日元。

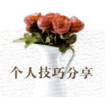

个人技巧分享

钝针进针的诀窍

出于安全考虑，使用钝针的情况越来越多。如果在皮肤穿刺时，先用穿刺针插入所需的注射层，开辟通道，这样钝针就会很容易进入注射层。

穿刺针插入皮肤的角度必须与钝针插入的角度相同。这样可以使钝针顺利进入所需的注射层，并减轻求美者的疼痛。穿刺针应比使用的钝针粗一号。

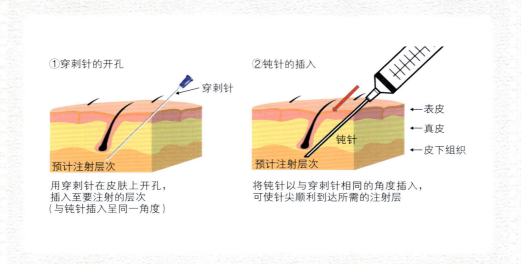

①穿刺针的开孔

穿刺针

预计注射层次

用穿刺针在皮肤上开孔，
插入至要注射的层次
（与钝针插入呈同一角度）

②钝针的插入

←表皮
←真皮
←皮下组织
钝针

预计注射层次

将钝针以与穿刺针相同的角度插入，
可使针尖顺利到达所需的注射层

【岩城佳津美】

I 求美者的术前评估和治疗案例 20～39岁

II 求美者的术前评估和治疗案例 40～59岁

III 求美者的术前评估和治疗案例 60岁以上

IV 填充剂与其他治疗的联合应用

V 注射鼻整形术

VI 近期流行的注射法

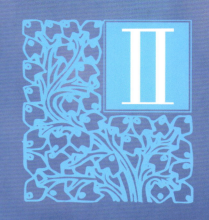

II

40～59 岁
求美者的术前评估和治疗案例

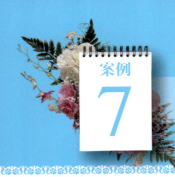

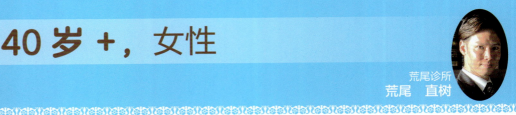
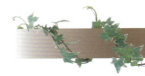

P○INT

● 让中年人"逆龄"的透明质酸注射。

● 补充容量缺失部分。

● 关键词是"年轻时的我"。

术前评估

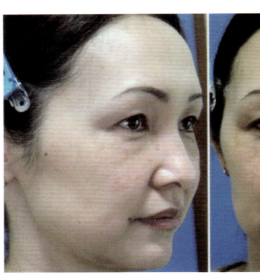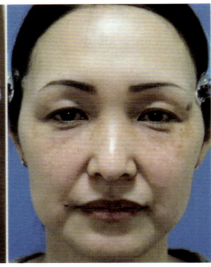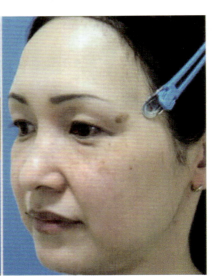

🌿 **求美者主诉**：面部轮廓松弛，整体老化，眼下松弛，颊部凹陷。

🌿 **评估**：

● 轮廓凹凸明显。

● 额部凹陷。

● 口周有皱纹伴松弛（法令纹、木偶纹）。

治疗方案

在对中年求美者的治疗中，首先考虑补充随着年龄日渐减少的组织容量，以及下垂部位的提升。

中年人由于组织逐渐萎缩，各个部位都会出现改变。在上面部，会出现额部凹陷、横纹，以及颞部凹陷。在中面部，中颊沟明显，颊外侧凹陷，并且开始在意法令纹。在下面部，会出现下颌囊袋和木偶纹，自觉下垂明显。

本案例的求美者脂肪和骨容量的缺失还较少，也没有太大程度的下垂。因此，可通过填充物使本身的状态更接近理想状态。

额中央部位可见横向凹陷。中年以后，由于额骨萎缩，凹陷会变得更明显，因此通过填充来重塑形态。

在中面部，颞部容量减少，颊外侧（颧弓下的凹陷）和法令纹明显，产生中颊沟，轮廓不流畅。改善这些凹凸不平对于恢复年轻面容非常重要。

在下面部，向木偶纹注射填充剂可消除口角下的阴影。由于改善下垂的效果显著，因此通常会积极推荐在这一部位进行填充。

🍃 注射部位及制剂的种类、注射量：

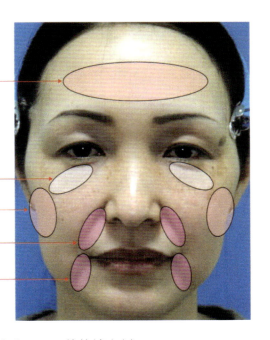

视频 025
制剂 A：1mL
（骨膜上・25G 钝针）

视频 026
制剂 D：3mL
（皮下深层・25G 钝针）

制剂 C：3.75mL
（皮下深层・25G 钝针）

制剂 B：0.5mL
（皮下浅层・25G 钝针）

视频 027
制剂 B：0.5mL
（皮下浅层・25G 钝针）

合计：透明质酸 2mL，其他填充剂 6.75mL

🍃 使用制剂：透明质酸

制剂 A：CLEVIEL PRIME®（Aestura）

制剂 B：TEOSYAL® RHA3（Teoxane）

其他填充剂

制剂 C：Crystalys lidocaine（Luminera）

制剂 D：RADIESSE®（Merz）

求美者的术前评估和治疗案例 20～39岁

求美者的术前评估和治疗案例 40～59岁 II

求美者的术前评估和治疗案例 60岁以上 III

填充剂与其他治疗的联合应用 IV

注射鼻整形术 V

近期流行的注射法 VI

▶ 个人技巧 ▶

1 使用钝针注射额部的手法

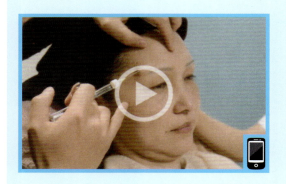

▶ 视频 025（59 秒）

使用钝针进行额部注射时，从颞部进针可以注射到额部所有区域。注射层次为骨膜上。在注意避免损伤神经或血管的同时，需边用指尖感受透明质酸的形态边少量注射。注射时应片状平铺，避免出现凹凸不平。最后，要按摩使组织与填充剂融合。

2 中颊沟、泪沟的注射

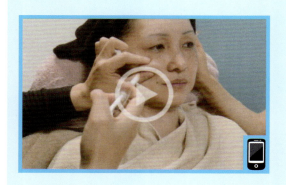

▶ 视频 026（67 秒）

在注射中颊沟时，钝针需进入到无阻力的层次。这样注射过程中多次进针也无疼痛感，并且降低了神经损伤的风险。

眼轮匝肌节制韧带下及眶下缘是在骨膜上注射，会伴随轻微疼痛。将含有麻醉成分的填充剂边微量注射边进针，可以减轻疼痛。用填充剂补充眶下缘的骨骼，重塑年轻时的骨骼形态。

③ 木偶纹的注射

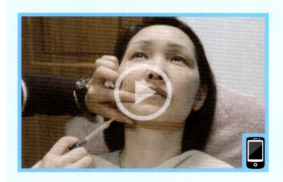

▶ 视频 027（69 秒）

　　在口周注射时，进针点可以放在口角或木偶线下方。视频中于木偶纹下方进针，可注射至法令纹。

　　需边观察注射量边进行注射。该部位应仔细钻研技法，如深层使用偏硬的填充剂，浅层使用偏软的填充剂等。还要避免注射到木偶纹或法令纹的外侧。

术后评估

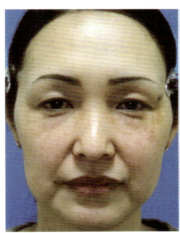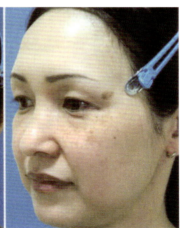

术前

Ⅰ 求美者的术前评估和治疗案例 20～39 岁

Ⅱ 求美者的术前评估和治疗案例 40～59 岁

Ⅲ 求美者的术前评估和治疗案例 60 岁以上

Ⅳ 填充剂与其他治疗的联合应用

Ⅴ 注射鼻整形术

Ⅵ 近期流行的注射法

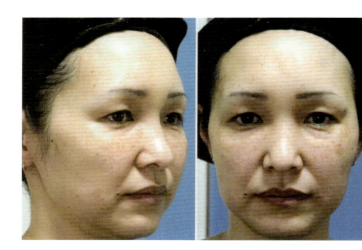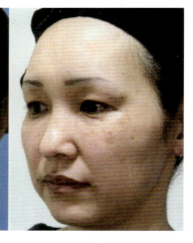

注射后即刻

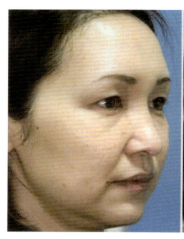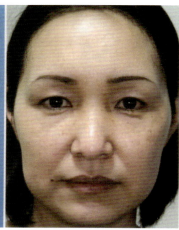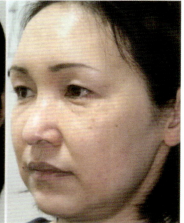

注射后 2 个月

　　通过注射，下眼睑处出现的中颊沟有所改善，使眼睛看起来更加年轻。该部位俗称"泪沟"，会给人疲惫的感觉，建议在注射前一边让求美者看着镜子，一边用手指提拉泪沟下方的皮肤，让求美者切实看到改善效果后再进行治疗。额部变得圆润，女性气质也得到了突显。

　　此外，法令纹和木偶纹变浅，松弛感明显减轻。

　　注射后，颊外部的凹陷有所改善。但由于治疗前凹陷较为严重，仍有进一步改善的空间。建议可进行面部埋线以一并改善下垂和凹陷。

建议

中年求美者一般开始意识到自己面部的变化，因此来就诊希望加以改善。有些求美者对注射有抵触情绪，希望只使用仪器，但他们的抵触情绪大多是没有根据的，比如莫名的担心或者受电视、网络的影响。只要在咨询过程中认真倾听并详细解释其利弊，就能消除他们的许多恐惧。有些求美者希望尽可能将注射类治疗的时期延后。可以先向求美者解释，在衰老已经开始之后进行治疗，可能不如提前预防治疗效果好，然后让求美者自行选择。如果尽早开始治疗，通常每年只需注射一次即可维持，推迟治疗时期的好处则值得商榷。

中老年求美者较常见的要求是在同学聚会或家人的婚礼上拍照时恢复青春。考虑到注射会有皮下出血的风险，建议在活动前 10 天进行注射。

如果要实现求美者理想的改变需要大量的制剂和费用，可先从求美者最需要改善或者有明显改变的部位开始依次注射，这样求美者满意度也较高。本人首推先对木偶纹进行治疗。

治疗价格

透明质酸

- CLEVIEL PRIME®　1mL　·································· 60 000 日元
- TEOSYAL® RHA3　1mL　·································· 60 000 日元

其他填充剂

- RADIESSE®　3mL ·································· 150 000 日元
- Crystalys lidocaine　3.75mL ·································· 150 000 日元

　　　　　　　　　　　　　　　合计（不含税）420 000 日元

案例 7：40 岁 +，女性

该案例面部呈葫芦形，是轮廓不佳的典型案例。由于此类案例少量注射难以获得较高的满意度，因此应该从一开始就进行一定量的填充。如果初次治疗效果不佳，求美者可能不会再次来诊。

【岩城佳津美】

求美者的术前评估和治疗案例 20～39 岁 Ⅰ

求美者的术前评估和治疗案例 40～59 岁 Ⅱ

求美者的术前评估和治疗案例 60 岁以上 Ⅲ

填充剂与其他治疗的联合应用 Ⅳ

注射鼻整形术 Ⅴ

近期流行的注射法 Ⅵ

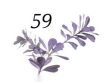

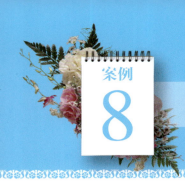

40岁+，女性

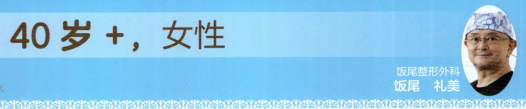

饭尾整形外科
饭尾　礼美

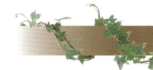

要点 POINT

● 在该年龄段，会出现组织容量不均和质地（紧致度、柔软度、密度、弹性等）衰退，老化现象较为明显。

● 首先，从轮廓、比例和对称性等静态角度（形状、容量本身），以及从做表情运动时肌肉强度和松弛度等的动态角度，分两方面评估面部的整体印象，并对其进行补充、强化、修正和调整。

● 第二步是改善各组成部分（眼、鼻、口、额部、颞部、颊部）的形态老化。

● 形态上的改善可减少重力对软组织的影响，延缓老化过程。

术前评估

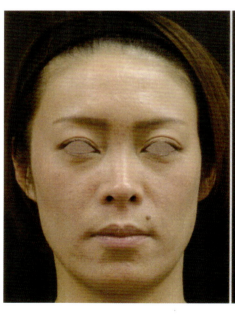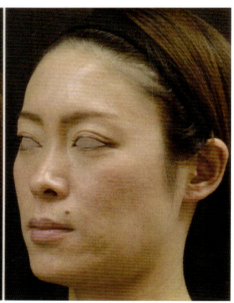

求美者主诉：面部整体松弛，额部容量减少，颊部和颞部凹陷。

评估：
● 整个颊部松弛，导致凹凸不平。
● 颞部、额部外侧及颊部凹陷明显。
● 颊唇沟长且深，给人不高兴的印象。
● 泪沟和下睑黑眼圈明显。

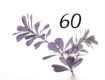

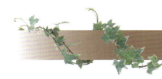

治疗方案

补充并加强整体软组织的容量缺失和支撑力的丧失。进行提升点位注射，以改善疲惫或闷闷不乐的印象。

在第一次治疗中，考虑到求美者的预算，尽量以小注射量产生效果，只使用了锐针来补充容量和加固支持韧带。

在第一次注射后，求美者由于个人原因暴瘦，软组织大量减少，因此第二次使用钝针进行了大范围注射。

🍂 注射部位及制剂的种类、注射量（首次）：

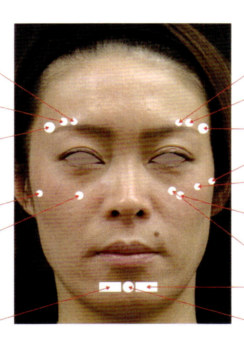

制剂 A：0.15mL
（骨膜上・27G 锐针）

制剂 A：0.05mL
（骨膜上・27G 锐针）

制剂 A：0.5mL
（骨膜上・27G 锐针）

视频 028
制剂 A：0.1mL
（骨膜上・27G 锐针）

制剂 A：0.2mL
（骨膜上・27G 锐针）

视频 032
制剂 A：0.25mL
（皮下稍深层・27G 锐针）

制剂 A：0.2mL
（骨膜上・27G 锐针）

制剂 A：0.1mL
（骨膜上・27G 锐针）

视频 031
制剂 A：0.5mL
（骨膜上・27G 锐针）

制剂 A：0.1mL
（骨膜上・27G 锐针）

制剂 A：0.1mL
（骨膜上・27G 锐针）

视频 030
制剂 A：0.2mL
（骨膜上・27G 锐针）

制剂 A：0.2mL
（骨膜上・27G 锐针）

制剂 A：0.2mL
（皮下稍深层・27G 锐针）

制剂 A：0.15mL
（皮下稍深层・27G 锐针）

合计：透明质酸 3.0mL

🍃 使用制剂：**透明质酸**

制剂 A：乔雅登丰颜®（艾尔建日本）

仅使用制剂配套的锐针（27G），除颏唇沟以外均使用单点注射法在骨膜上进行注射。

Ⅰ 求美者的术前评估和治疗案例 20～39岁

Ⅱ 求美者的术前评估和治疗案例 40～59岁

Ⅲ 求美者的术前评估和治疗案例 60岁以上

Ⅳ 填充剂与其他治疗的联合应用

Ⅴ 注射鼻整形术

Ⅵ 近期流行的注射法

注射部位及制剂的种类、注射量（第 2 次）：

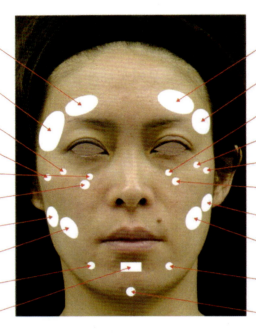

制剂 B：0.25mL
（帽状腱膜下·25G 钝针）

制剂 B：0.75mL
（颞浅筋膜下·25G 钝针）

制剂 A：0.1mL
（骨膜上·27G 锐针）

制剂 A：0.1mL
（骨膜上·27G 锐针）

制剂 A：0.1mL
（骨膜上·27G 锐针）

制剂 A：0.2mL
（骨膜上·27G 锐针）

制剂 A：0.2mL
（皮下浅层·25G 钝针）

制剂 A：0.2mL
（皮下浅层·25G 钝针）

制剂 A：0.05mL
（皮下浅层·27G 锐针）

制剂 A：0.2mL
（皮下稍深层·27G 锐针）

制剂 B：0.5mL
（帽状腱膜下·25G 钝针）

制剂 B：0.5mL
（颞浅筋膜下·25G 钝针）

制剂 A：0.15mL
（骨膜上·27G 锐针）

制剂 A：0.05mL
（骨膜上·27G 锐针）

制剂 A：0.1mL
（骨膜上·27G 锐针）

制剂 A：0.2mL
（骨膜上·27G 锐针）

制剂 A：0.2mL
（皮下浅层·25G 钝针）

制剂 A：0.5mL
（皮下浅层·25G 钝针）

制剂 A：0.05mL
（皮下浅层·27G 锐针）

制剂 A：0.3mL
（骨膜上·27G 锐针）

合计：透明质酸制剂 5.0mL

使用制剂：透明质酸

制剂 A：乔雅登丰颜®

制剂 B：乔雅登®缇颜™（艾尔建日本）

▶ 个人技巧 ▶

1 颧弓部的注射

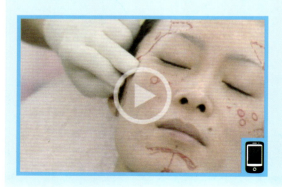

▶ 视频 028（27 秒）

针对面部形态和支撑组织的治疗，从颧骨上区开始注射。这是对提升效果起着决定性作用的关键一步。触摸到颧颞缝，以其下 1/3 处作为注射点。

左手中指提起颧弓上部的软组织，用中指和食指夹住固定，然后将注射针垂直插入骨面。如位置正确，针尖应进入 1/2～2/3 时刺及骨面。继续左手固定，进行血液回抽测试后缓慢注射。

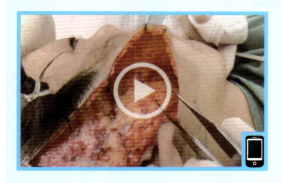

▶ 视频 029（17 秒）

如面部提升手术的视频所示，注射点位于用镊子夹住移动的颊部皮下组织与颧弓下缘的交界处。

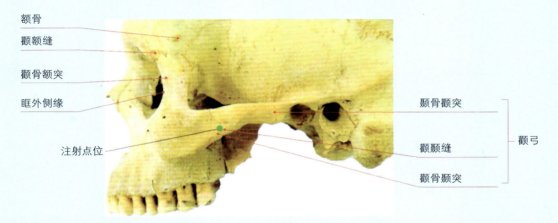

正常头颅骨性标志
（转载自 Oettlé AC,et al: Ancestral variations in the shape and size of the zygoma. Anat Rec (Hoboken) 300:196-208, 2017）。

2 中面部·颧骨的注射

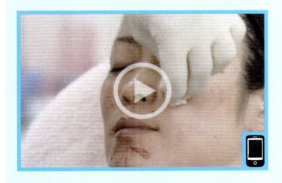

▶ 视频 030（37 秒）

见本书第 4 页［**1** 颊部中央（mid cheek）的注射］。

I 求美者的术前评估和治疗案例 20～39岁

II 求美者的术前评估和治疗案例 40～59岁

III 求美者的术前评估和治疗案例 60岁以上

IV 填充剂与其他治疗的联合应用

V 注射鼻整形术

VI 近期流行的注射法

③ 颞部（temporal area）的注射

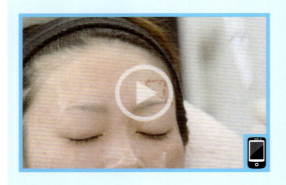

▶ 视频 031（75 秒）

颞部凹陷会给人面容消瘦、憔悴的感觉，也是导致眼周下垂的原因。

在颞嵴（temporal crest）和眶外侧缘（lateral oribital rim）做标记，以这2处的下外方约1cm处作为大致进针点。根据颞窝的弧度，垂直于骨面确定进针方向。如位置、方向正确，则27G注射针进入2/3时应触及骨面，以左手辅助固定，做血液回抽测试后缓慢注射。

④ 颏唇沟（mentolabial sulcus）的注射

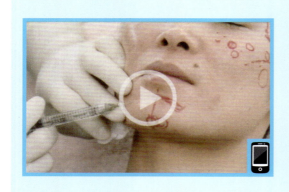

▶ 视频 032（122 秒）

为了调整口周形态和面部表情谐调程度进行注射。

首先将注射器以微微上扬的角度进针，到达皮下较深层后将注射器持平，保持一定深度插入，一边回抽一边注射（退针线形注射法）。可能看起来像扇形注射法，但是为了在矩形区域内均匀注射，需以线形注射法的手感去操作。

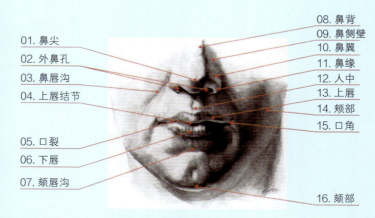

01. 鼻尖
02. 外鼻孔
03. 鼻唇沟
04. 上唇结节
05. 口裂
06. 下唇
07. 颏唇沟
08. 鼻背
09. 鼻侧壁
10. 鼻翼
11. 鼻缘
12. 人中
13. 上唇
14. 颊部
15. 口角
16. 颏部

口周结构名称

引用于 Spalteholz W:636.Available from URL:http://www.anatomy.med.keio.ac.jp/funatoka/anatomy/spalteholz/J636.htmL (Accessed 26/9/2018).

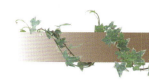
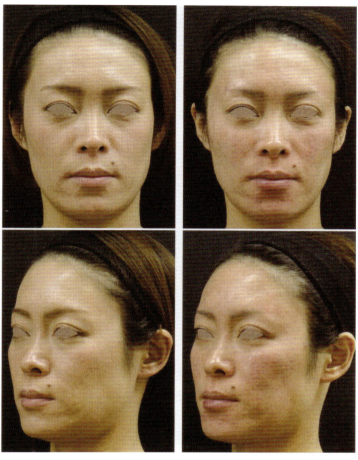

初次注射前 初次注射后

在上面部，前额至颞部的容量缺失和左右差异得到了改善，形态良好，并且眉部和眼尾也得到了提升。

在中面部，改善了颊中央区的容量缺失，并进行了提升，中颊沟和轻度眼袋也得以缓解。侧面观，颊部凹陷得到改善。

在下面部，口周可见改善。通过注射颏唇沟，下唇的形态得到改善，口角呈现上扬。颏部的形态得到改善，下颌线更为立体。

求美者的术前评估和治疗案例 20～39岁 I

求美者的术前评估和治疗案例 40～59岁 II

求美者的术前评估和治疗案例 60岁以上 III

填充剂与其他治疗的联合应用 IV

注射鼻整形术 V

近期流行的注射法 VI

65

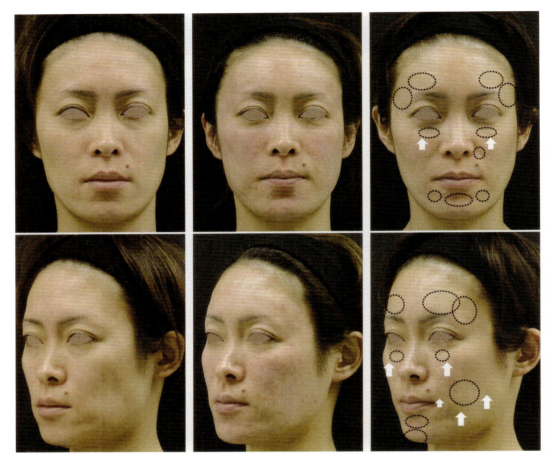

| 第 2 次注射前 | 第 2 次注射后即刻 | 第 2 次注射后 1 个月 |

 建议

　　个人多用定点注射和单点法注射，因为这样更容易精准确定和调整注射位置及深度。而在某一层进行平铺注射或增容注射的情况下，本人会使用钝针。关于钝针，有这样一种错误的认识，即只要使用钝针就可以避免误注射入血管内。其实，如果操作粗暴，即使是使用钝针也会出现并发症。

治疗价格

透明质酸

- 首次　乔雅登丰颜® 　3.0mL　·· 360 000 日元
- 第2次 乔雅登丰颜® 　3.0mL　·· 360 000 日元
- Juvéderm® VOLIFT WITH LIDOCAIN　2.0mL ·························· 240 000 日元

合计（不含税）960 000 日元

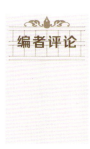

编者评论

案例8：40岁＋，女性

　　能够灵活使用锐针和钝针将大大增加治疗的多样性，并提高注射过程中的安全性。应根据案例和注射部位进行适当调整。

　　正如文中所述，相较于锐针，使用钝针注射时填充剂的用量往往会增加。

【岩城佳津美】

求美者的术前评估和治疗案例　20～39岁　Ⅰ

求美者的术前评估和治疗案例　40～59岁　Ⅱ

求美者的术前评估和治疗案例　60岁以上　Ⅲ

填充剂与其他治疗的联合应用　Ⅳ

注射鼻整形术　Ⅴ

近期流行的注射法　Ⅵ

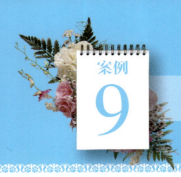

40岁+，男性

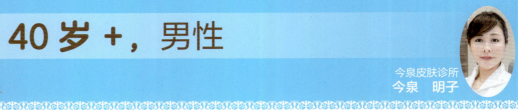

今泉皮肤诊所
今泉 明子

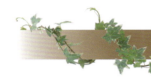

- 该年龄段会出现部分衰老的早期迹象，尤其是中上面部会出现下垂和萎缩。因此，从上面部开始对于容量流失较多的部位进行填充。
- 为防止静态皱纹，联合使用肉毒毒素制剂来减少表情肌的过度运动。
- 用透明质酸预防下面部的轮廓变形。

术前评估

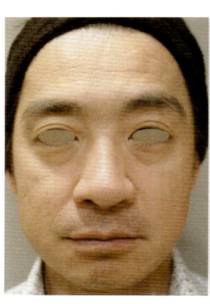 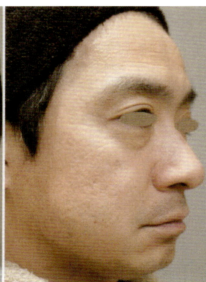 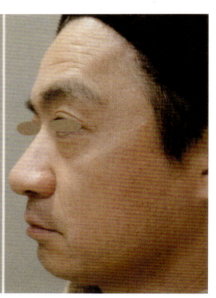

求美者主诉：想要看上去比实际年龄年轻，经常被他人评价"看上去很疲惫"。

评估：
- 右侧上睑下垂，左右存在差异。
- 右侧前额和颞部凹陷（容量缺失）。
- 下睑凹陷明显（泪沟）。
- 上面部：前额部和颞部凹陷，有静态额纹和眉间纹。
- 中面部：双侧眉毛高度有左右差，双侧上眼下垂（尤其是右侧），颊部容量缺失，颧骨韧带下垂导致法令纹。
- 下面部：下面部下垂（方腮），下颌凹凸不平（发育不良）。

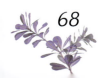

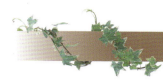

求美者的术前评估和治疗案例 20～39岁 Ⅰ

求美者的术前评估和治疗案例 40～59岁 Ⅱ

求美者的术前评估和治疗案例 60岁以上 Ⅲ

填充剂与其他治疗的联合应用 Ⅳ

注射鼻整形术 Ⅴ

近期流行的注射法 Ⅵ

治疗方案

在上面部，眉间、额部和眼尾的皱纹可通过肉毒毒素进行治疗。对于上睑下垂，可用透明质酸在眼轮匝肌节制韧带下注射，或针对上睑外侧的下垂，在颞部和颊部注射其他填充剂。

在中面部，针对下睑的凹陷（泪沟），可在眼轮匝肌韧带下注射透明质酸，同时补充下睑的容量。对于颊部凹陷，可固定颧骨韧带，并对扁平的颊部增加容量。

在下面部，针对法令纹，用透明质酸填充梨状孔凹陷。对于口角和颏部皱纹，使用肉毒毒素来缓解。针对下颌骨萎缩（变形），可在下颌韧带下注射透明质酸。对于面部线条不流畅的情况，使用透明质酸来增加下颌区的容量，塑造流畅的下颌曲线。

🍃 注射部位及制剂的种类、注射量：

- 肉毒毒素 42 单位（眉间 20 单位、额 8 单位、口角 6 单位、颏肌 8 单位）

视频 033
制剂 A：0.5mL（骨膜上·25G 钝针）

制剂 A：左右各 0.5mL（骨膜上·25G 钝针）

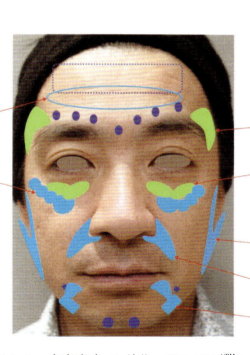

视频 034
制剂 B：左右各 0.5mL（骨膜上·25G 钝针）

视频 035
制剂 B：左右各 0.4mL（骨膜上·25G 钝针）

视频 036
制剂 A：左右各 1.0mL（骨膜上·25G 钝针）

制剂 A：左右各 0.5mL（骨膜上·25G 钝针）

制剂 A：左右各 0.5mL（骨膜上·25G 钝针）

合计：透明质酸 5.5mL，肉毒毒素 42 单位，ELLANSÉ™ S 1.8mL

🍃 使用制剂：**透明质酸**

制剂 A：乔雅登丰颜®（艾尔建日本）

PCL 制剂

制剂 B：ELLANSÉ™ S（Sinclair）

肉毒毒素

保妥适®（艾尔建日本）

1 额部的注射（联合使用肉毒毒素制剂）

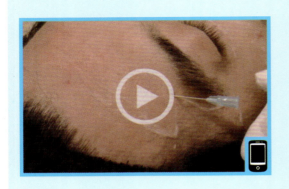

▶ 视频 033（64 秒）

　　该求美者有静态纹，因此联合使用透明质酸和肉毒毒素来矫正骨萎缩和皮下组织的容量缺失。

　　使用 25G 钝针在帽状腱膜下（额肌下方）用扇形注射法进行少量注射（如果钝针进入正确层次，从针尖会有所感受，但表面看不到）。

　　该部位常与肉毒毒素联合使用，应避免一次注射大量填充剂。

　　为了防止术后出现凹凸不平，注射时要同时观察额肌的活动情况（原则上会用表面麻醉或注射局部麻醉剂，但对疼痛敏感的求美者也会使用区域神经阻滞麻醉）。在注射过程中，求美者应保持坐位，并进行按摩使之与组织融合。

2 颞部的注射（眼睑提升及容量补充）

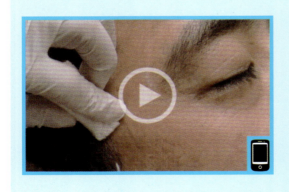

▶ 视频 034（92 秒）

　　针对上睑轻度下垂（眉外侧下垂）注射填充剂。同时，恢复颞部容量。

　　用 25G 钝针在颞浅筋膜下以扇形注射法进行少量注射（正确的注射层次：当针头穿过颞浅筋膜时，能感觉到"噗"的声音）。

　　对颧骨萎缩和眶外组织萎缩进行矫正。为了防止过量注射 PCL 制剂，在注射过程中求美者应保持坐位，并进行按摩使之与组织融合。

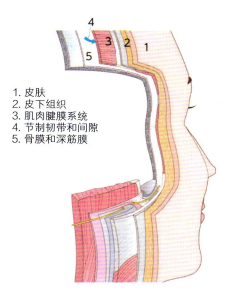

1. 皮肤
2. 皮下组织
3. 肌肉腱膜系统
4. 节制韧带和间隙
5. 骨膜和深筋膜

面部的 5 个层次（5 层结构）

根据 Mendelson BC, et al: Surgical anatomy of the midcheek: facial layers, spaces, and the midcheek segments. Clin Plast Surg 35:395–404, 2008 制作。

3 泪沟的注射

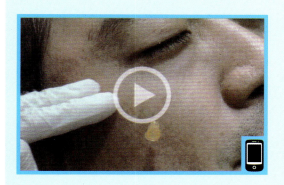

▶ **视频 035（85 秒）**

　　使用 25G 钝针，在容量减少的部位以扇形注射法进行注射。由于使用的是再生材料，因此注射至 70% ~ 80% 的效果即可，2 个月后再根据情况追加注射。

　　求美者须采用坐位，睁开眼睛进行画线标记。在使用透明质酸时，如果下睑凹陷较深，并存在骨萎缩和皮下组织缺失的情况，可在骨膜上使用交联程度较高的制剂，在真皮深层使用交联程度较低的制剂，以达到自然的效果。

求美者的术前评估和治疗案例　20~39岁

求美者的术前评估和治疗案例　40~59岁

求美者的术前评估和治疗案例　60岁以上

填充剂与其他治疗的联合应用

注射鼻整形术

近期流行的注射法

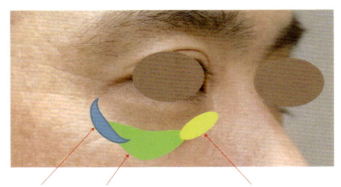

骨膜上注射区域　　建议分层注射的区域　　浅层少量注射区域

下睑的注射层次

不建议注射到眶下缘上方的区域。

4 下颌的注射——针对下颌线和下颌角（jawline and mandibular angle）

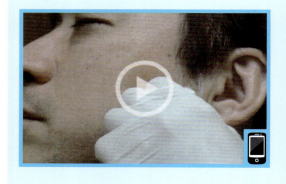

▶ **视频 036（76 秒）**

　　沿静止时的下颌体与下颌角连线，对容量缺失部位进行注射。避开咬肌前约 1cm 的面动脉分布区域，以下颌角或下颌体为进针点（同时捏起皮肤），使用 25G 钝针（70mm）采用退针扇形注射法进行皮下注射。建议先剥离需要注射的区域，以便顺畅地注射。

　　对于颊部（侧面部），从下颌骨突起的部分至下颌角（耳屏前方）区域内用 25G 钝针进针，使用退针扇形注射法在骨膜上缓慢注射。从下颌角处以扇形注射法注射 1~2cm 的区域。

　　在耳前应注意腮腺组织，在皮下注射透明质酸，切忌注射过深。

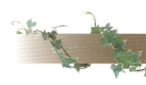

术后评估

治疗前，求美者的轮廓不对称，尤其是右侧的眼睑和颊部下垂（方腮）明显。此外，下眼睑的凹陷也很明显，面部整体看起来略显疲惫。

治疗后，轮廓变得对称，睁眼轻松。另外，由于颞部位置提高，面部重心上移，感觉紧致（变瘦）了。

颞部使用的 ELLANSÉ® 是与 RASIESSE®（Merz）同样众所周知的再生材料，虽是少量注射但随着时间延长会刺激胶原蛋白新生，从而有望进一步改善颞部和下眼睑的凹陷。

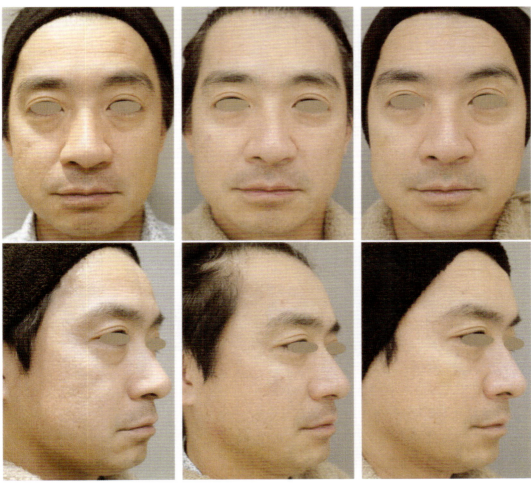

注射前　　　　　　　　注射后 2 周　　　　　　　　注射后 1 个月

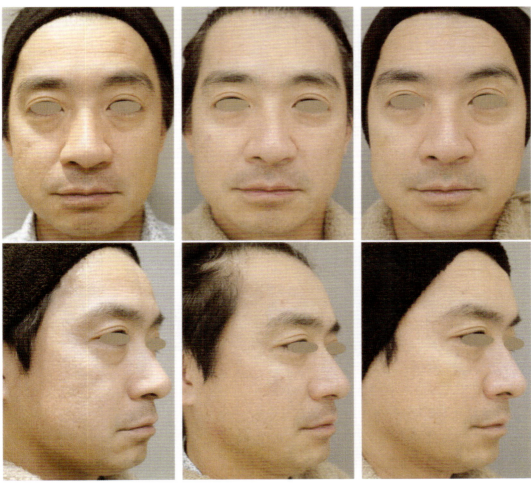

求美者的术前评估和治疗案例 20～39岁 Ⅰ

求美者的术前评估和治疗案例 40～59岁 Ⅱ

求美者的术前评估和治疗案例 60岁以上 Ⅲ

填充剂与其他治疗的联合应用 Ⅳ

注射鼻整形术 Ⅴ

近期流行的注射法 Ⅵ

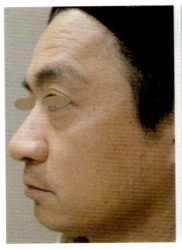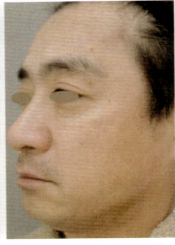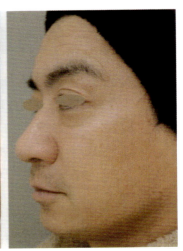

注射前	注射后 2 周	注射后 1 个月

 A 建议

1. 需熟知解剖

　　亚洲人的面部结构较扁平，注射时容易压迫邻近区域（血管），增加血管栓塞的风险，因此必须熟知解剖结构。

2. 注射剂的种类

　　肉毒毒素常用于治疗表情纹。为了确定合适的制剂，作者将求美者的情况分为4项进行评估：restore（补充容量）、relax（缓解肌肉紧张）、refresh（改善肤质）和enhancement（强化特点）。

¥ 治疗价格

透明质酸

● 乔雅登丰颜® 5.5mL ·························· 257,040 日元

肉毒毒素

● 保妥适® 42 单位 ·························· 96,660 日元

PCL 制剂

● ELLANSÉ™S 1.8mL ·························· 168,000 日元

合计（不含税）521,700 日元

※ELLANSÉ™S 是在 2 个月后的复查中使用的。

I 求美者的术前评估和治疗案例 20 ~ 39 岁

II 求美者的术前评估和治疗案例 40 ~ 59 岁

III 求美者的术前评估和治疗案例 60 岁以上

IV 填充剂与其他治疗的联合应用

V 注射鼻整形术

VI 近期流行的注射法

编者评论

案例 9：40 岁 +，男性

羟基磷灰石钙制剂 RADIESSE®、PCL（聚己内酯）制剂 ELLANSÉ™ 都被证明有刺激胶原蛋白形成的作用，作为生物刺激剂近年来再度备受关注。2018 年，Mochizuki 团队发表了一篇论文。研究证实，在给大鼠皮下以单点法注射乔雅登极致®后，透明质酸逐渐被由成纤维细胞、胶原纤维、毛细血管、脂肪细胞组成的自体组织所取代，注射 64 周后即使形状变平，但其容量还是保持与注射后即刻同样（Mochizuki M, et al: Evaluation of the in vivo kinetics and biostimulatory effects of subcutaneously injected hyaluronic acid filler. Plast Reconstr Surg 142:112–121, 2018）。

透明质酸制剂被证明也能起到生物刺激的作用，本人多年的使用经验也有切身体会。如果期待注射带来生物刺激效果，应了解胶原蛋白的生成量会因注射部位、制剂类型和稀释浓度等不同而有所不同。尤其是眼周等需要精细设计的部位，必须预估自体胶原蛋白的生长量，再进行注射。建议先保守注射，3 ~ 6 个月后再根据需要追加。

【岩城佳津美】

75

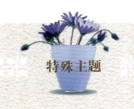

男性的面部年轻化治疗

来本人所在诊所想做年轻化治疗的男性求美者很少。可能是因为本人在初诊阶段并不热情，求美者也许会感受到这一点。

仅从女性角度出发，本人认为中老年男性的魅力很大程度上是由内而外散发出来的。如果内在出色，那么皱纹也不是缺点，而是魅力之一。本人喜爱的保罗·麦卡特尼，年轻时有一张可爱的脸庞，现在他已将近 80 岁，面部各处都有皱纹，脸颊也变得相当松弛。但是根据观察，尽管他是位公众人物，但是并没有接受过任何年轻化治疗。一定是因为他内心充满自信。即使满脸皱纹、脸颊松弛，但看起来却比年轻时更有魅力。是因为偏爱他吗？确实不否认这一点。本人身边也有很多中老年男性，即使有皱纹，看起来反而更有魅力。

因此，为了不过度消除皱纹和松弛，保留与年龄相符的魅力，男性求美者的治疗方式往往要比女性求美者保守得多。也有求美者来诊所希望看起来像男明星 GACKT，但是说实话，本人并不太喜欢这类治疗。

45 岁 + 男性的案例

求美者主诉是看起来疲惫。

眼部的泪沟是造成疲惫面容的主要原因，因此对该部位进行了矫正，但对法令纹并没有进行注射。为了让消瘦的面颊看起来紧致但不过于饱满，在皮下浅层薄薄地填充了柔软的透明质酸。额头容量少，皱纹明显，也用柔软的透明质酸进行了大面积平铺，达到自然的提升效果。颞部则是大面积注射至发际线内，提升力得到加强。

与年龄相称的魅力得以彰显。

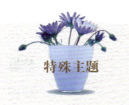

特殊主题

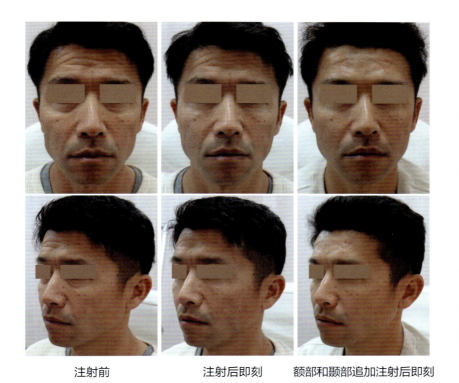

| 注射前 | 注射后即刻 | 额部和颞部追加注射后即刻 |

在泪沟使用了 0.6mL 婴儿胶原蛋白（Humallagen®，Regenrative Medicine International），在颊侧皮下浅层使用了 3.0mL 乔雅登®缇颜™（艾尔建日本），在额部和颞部使用了 4.0mL 乔雅登®缇颜™（艾尔建日本）（额部在骨膜上注射，颞部在疏松网状结缔组织层注射）。

【岩城佳津美】

求美者的术前评估和治疗案例 20～39 岁 Ⅰ

求美者的术前评估和治疗案例 40～59 岁 Ⅱ

求美者的术前评估和治疗案例 60 岁以上 Ⅲ

填充剂与其他治疗的联合应用 Ⅳ

注射鼻整形术 Ⅴ

近期流行的注射法 Ⅵ

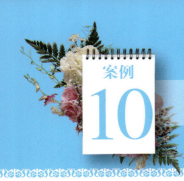

40 岁 +，女性

奈津皮肤科·整形外科
大原 奈津惠

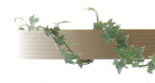

- 治疗弱项，使其接近平均状态。
- 皮肤弹性对效果有很大影响。
- 嘴唇太厚会显得不自然。

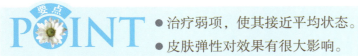
术前评估

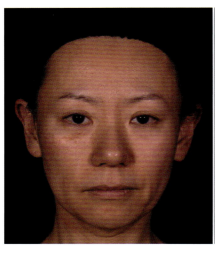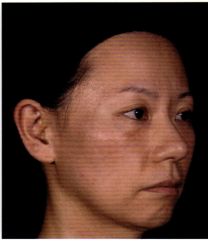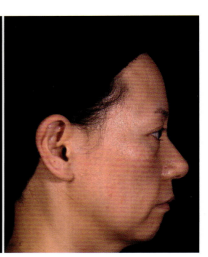

求美者主诉：眼部松弛，黑眼圈，下颌松弛。

评估：
- 前额容量少、扁平。
- 在右侧下眼睑部位存在与色斑位置重叠的轻度泪沟。
- 中面部容量缺失。
- 颏肌紧张。
- 下颌后缩。
- 下颌囊袋下垂。

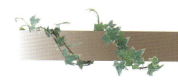

治疗方案

　　泪沟从正面看症状较轻，但从侧面可见下睑明显隆起，面颊扁平。下颌部后缩，颏肌过度紧张，颏部轻度松弛，面部线条模糊。

　　根据上述情况，治疗重点是改善泪沟和下颌部后缩。下颌后缩除了使用透明质酸，因颏肌紧张还需要联合使用肉毒毒素。此外，在下颌角周围进行注射，以改善面部曲线的不清晰。薄唇会给人清冷的印象，因此针对薄唇也要进行治疗。

🌿 **注射部位及制剂的种类、注射量：**

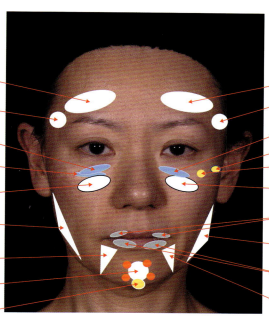

制剂 A：0.3mL
（骨膜上・25G 钝针）

制剂 A：0.5mL
（骨膜上・27G 锐针）

制剂 D：0.25mL
（皮下浅层・27G 钝针）

制剂 D：0.25mL
（骨膜上・27G 钝针）

制剂 A：0.4mL
（骨膜上・25G 钝针）

制剂 A：0.6mL
（皮下浅层・25G 钝针）

制剂 A：0.7mL
（皮下浅层及深层・25G 锐针）

制剂 A：0.5mL
（骨膜上・27G 锐针）

制剂 B：0.3mL
（骨膜上・27G 锐针）

制剂 A：0.45mL
（骨膜上・25G 钝针）

制剂 A：0.2mL（骨膜上・27G 锐针）

制剂 D：0.15mL
（骨膜上 + 皮下浅层・27G 钝针）

制剂 B：0.15mL（骨膜上・27G 锐针）

制剂 B：0.1mL（骨膜上・27G 锐针）

制剂 A：0.2mL
（骨膜上・25G 钝针）

制剂 C：各 0.25mL
（皮下浅层・27G 钝针）

制剂 A：0.4mL
（皮下浅层・25G 钝针）

制剂 C：各 0.25mL
（皮下浅层・27G 钝针）

制剂 A：0.2mL
（皮下浅层・25G 钝针）

● 肉毒毒素 8 单位
（2 单位 ×4 部位）

合计：透明质酸 6.65mL，肉毒毒素 8 单位

🌿 **使用制剂：透明质酸**

　　制剂 A：乔雅登丰颜®（艾尔建日本）

　　制剂 B：乔雅登极致®（艾尔建日本）

　　制剂 C：乔雅登雅致®（艾尔建日本）

　　制剂 D：Juvéderm VOLBELLA® XC（艾尔建日本）

肉毒毒素

　　保妥适®（艾尔建日本）

I　求美者的术前评估和治疗案例 20～39 岁

II　求美者的术前评估和治疗案例 40～59 岁

III　求美者的术前评估和治疗案例 60 岁以上

IV　填充剂与其他治疗的联合应用

V　注射鼻整形术

VI　近期流行的注射法

▶ 个人技巧 ▶

1 泪沟深层的注射

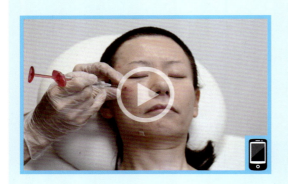

▶ 视频 037（80 秒）

为了改善泪沟，将乔雅登丰颜®（以下简称"丰颜"）注射到 SOOF 内，并在眶缘的骨膜上，沿着眶缘注射 Juvéderm VOLBELLA® XC（以下简称"质颜"）。触摸确认眶缘后，将钝针平行插入眶底。如果感到阻力，不要强行插入，寻找可轻松插入的层次。

由于是注射于骨膜上，虽然也可以使用丰颜等内聚力和黏弹性稍高的透明质酸，但是由于离下眼睑皮肤较薄部位很近，因此还是使用了吸水性小的制剂（质颜）。

2 泪沟浅层的注射

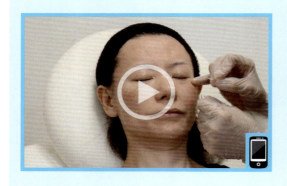

▶ 视频 038（55 秒）

在泪沟深层注射后，还留有凹陷的情况，使用吸水性小的透明质酸在皮下浅层进行极少量的注射。

钝针直径应较小（27G 以下），以便调整注射量。沿着泪沟插入钝针，边观察状态边少量注射。

③ 额部的注射

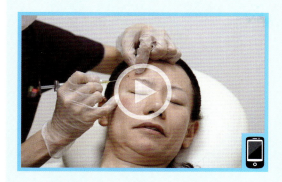

▶ 视频 039 (60 秒)

额部注射时，为保证能确实注射到帽状腱膜下，应使用稍粗的钝针（25G）。进针时确认并避开颞浅动脉，同时避开肉眼可见的静脉。确认钝针针尖触及骨膜后，沿着骨膜插入钝针。

避免使用内聚力过高的制剂，以免术后出现凹凸不平。

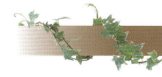

术后评估

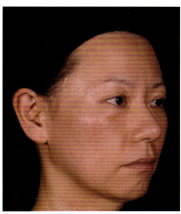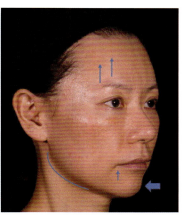

| 注射前 | 注射后1周 |

从注射后即刻的照片可以发现，主诉的口周下垂和从侧面看轮廓线均已明显改善。但是由于下面部至颈部的肌肉较紧张，在肉毒毒素起效之前，仅注射透明质酸对下颌或面部线条的改善较弱。

对于额肌紧张的求美者，最好提前注射肉毒毒素，这样更容易看到透明质酸的注射效果。虽然侧面效果很好，但是从正面看，颊部仍有凹凸不平，可以通过第2次及以后的治疗来改善。

针对眼睑松弛和黑眼圈，恢复了颊部容量，颞部的治疗使眶外侧得到提升，整体给人有精神的印象。

求美者的术前评估和治疗案例 20~39岁 Ⅰ

求美者的术前评估和治疗案例 40~59岁 Ⅱ

求美者的术前评估和治疗案例 60岁以上 Ⅲ

填充剂与其他治疗的联合应用 Ⅳ

注射鼻整形术 Ⅴ

近期流行的注射法 Ⅵ

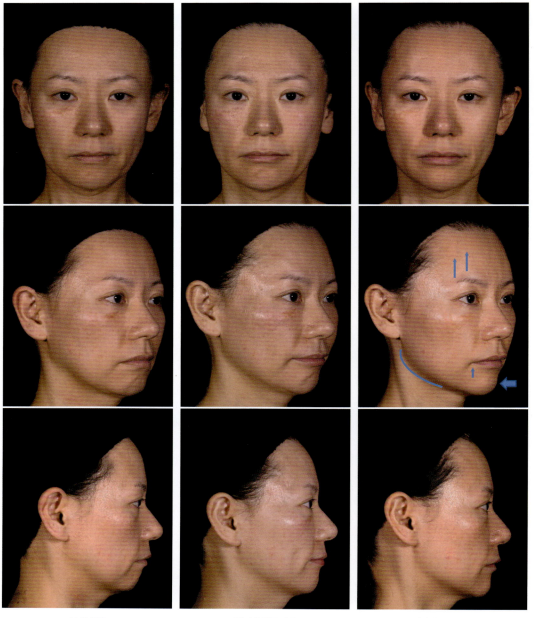

| 注射前 | 注射后即刻 | 注射后 1 周 |

建议

泪沟注射时必须注意注射层次、使用制剂和注射量。必须选择吸水性低的制剂。另外，因注射填充剂会导致周围的组织肿胀，甚至可能导致淋巴肿，所以还应注意控制用量及避免创伤。即使不是过度矫正的情况，也曾有求美者在注射 2 周后出现明显的水肿，因此必须小心谨慎。

对于眶脂肪凸出的求美者，不应仅仅填充泪沟部位的凹陷。对于下睑组织支撑力减弱的情况，需要人为地增强支撑力。例如，从颞部至眶外侧注射，进行外上方提升等。

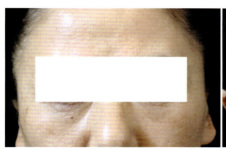
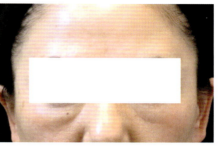

注射后即刻   注射后 2 周

在 SOOF 内左右各使用了 0.2mL 乔雅登极致®，在皮下左右各使用了 0.2mL TEOSYAL® Redensity II（Teoxane）。注射后 2 周，可见局部明显浮肿。

治疗价格

透明质酸

● 乔雅登丰颜®	4.7mL	400 000 日元
● 乔雅登极致®	0.55mL	30 000 日元
● 乔雅登雅致®	1mL	60 000 日元
● Juvéderm VOLBELLA® XC	0.4mL	40 000 日元

肉毒毒素

● 保妥适®	8 单位	10 000 日元

合计（不含税）540 000 日元

※ 在实际诊疗中，对于 3 个月内共使用 6 支以上透明质酸制剂的案例，仅是修饰用的唇部透明质酸的费用可以不再收取。

求美者的术前评估和治疗案例 20～39 岁 I

求美者的术前评估和治疗案例 40～59 岁 II

求美者的术前评估和治疗案例 60 岁以上 III

填充剂与其他治疗的联合应用 IV

注射鼻整形术 V

近期流行的注射法 VI

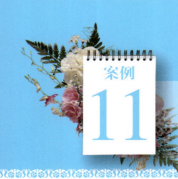

50岁＋，女性

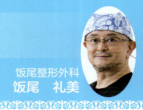

饭尾整形外科
饭尾 礼美

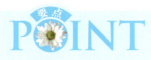

● 该年龄段皮下组织量分布不均，容量减少，软组织整体的质地（紧致度、柔软度、密度、弹性等）明显下降。而且作为基础的骨骼萎缩，牙齿脱落，老化特征显著。

● 为提高求美者的治疗满意度，应认识到老化现象已发生在整个面部和所有组织中，然后进行全面评估，确定治疗方案。

● 治疗方案需基于求美者的预期效果和预算（一次、一年、终身），并应说明包括恢复期等完整的治疗过程。想仅用一次治疗就改善全部的老化现象需要相当大量的填充剂，这会带来身体、心理和经济上的负担，因此建议分多次治疗（按疗程分段进行）。

● 因填充剂有其局限性，需要向求美者说明应进行综合治疗，包括通过仪器改善组织质地、通过手术从根本上改善形态等。

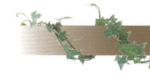

术前评估

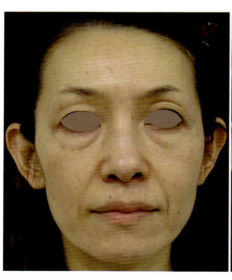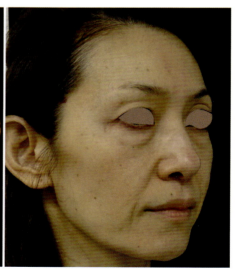

🌿 **求美者主诉**：有额部皱纹、眼下黑眼圈和眼袋，法令纹加深，颊部松弛，看上去显老。

🌿 **评估**：　　　● 整个额部的骨骼和软组织明显萎缩。
　　　　　　　　● 左侧上眼睑凹陷，双侧下睑眼袋和凹陷明显。

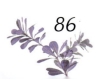

求美者的术前评估和治疗案例 20~39岁

求美者的术前评估和治疗案例 40~59岁 II

求美者的术前评估和治疗案例 60岁以上

填充剂与其他治疗的联合应用 IV

注射鼻整形术 V

近期流行的注射法 VI

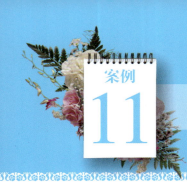

50 岁 +，女性

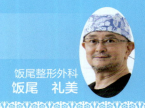

饭尾整形外科
饭尾 礼美

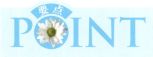

- 该年龄段皮下组织量分布不均，容量减少，软组织整体的质地（紧致度、柔软度、密度、弹性等）明显下降。而且作为基础的骨骼萎缩，牙齿脱落，老化特征显著。
- 为提高求美者的治疗满意度，应认识到老化现象已发生在整个面部和所有组织中，然后进行全面评估，确定治疗方案。
- 治疗方案需基于求美者的预期效果和预算（一次、一年、终身），并应说明包括恢复期等完整的治疗过程。想仅用一次治疗就改善全部的老化现象需要相当大量的填充剂，这会带来身体、心理和经济上的负担，因此建议分多次治疗（按疗程分段进行）。
- 因填充剂有其局限性，需要向求美者说明应进行综合治疗，包括通过仪器改善组织质地、通过手术从根本上改善形态等。

术前评估

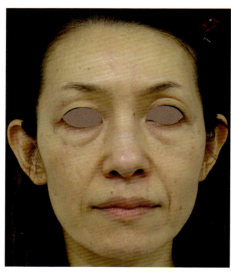
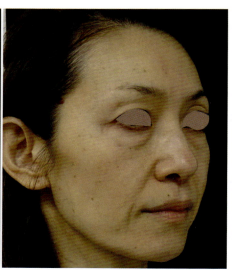

🌿 **求美者主诉**：有额部皱纹、眼下黑眼圈和眼袋，法令纹加深，颊部松弛，看上去显老。

🌿 **评估**：
- 整个额部的骨骼和软组织明显萎缩。
- 左侧上眼睑凹陷，双侧下睑眼袋和凹陷明显。

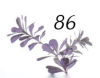

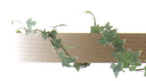

治疗方案

治疗目标：①改善左右差异；②打造立体感；③使面部更有活力；④使面部更漂亮，让整体自然、优雅、健康和年轻。

注射方案：避免一次性治疗，分为以下 3 次进行。

（1）首先，以少量（1~2 支）夯实基础，让求美者感受到治疗效果，提高全面注射的积极性。具体方法是在中面部区域进行骨膜上注射。

（2）其次，以打好全面部基础、改善形态为目的进行注射。

（3）最后，进行微调，以形成美丽的外观。

🍃 注射部位及制剂的种类、注射量（首次）：

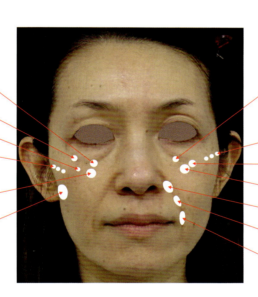

制剂 A：0.1mL
（骨膜上·27G 锐针）

制剂 A：0.05mL
（骨膜上·27G 锐针）

制剂 A：0.15mL
（骨膜上·27G 锐针）

制剂 A：0.1mL×3
（骨膜上·27G 锐针）

制剂 A：0.2mL
（骨膜上·27G 锐针）

制剂 A：0.2mL
（皮下稍深层·27G 锐针）

制剂 A：0.1mL
（骨膜上·27G 锐针）

制剂 A：0.1mL×3
（骨膜上·27G 锐针）

制剂 A：0.2mL
（骨膜上·27G 锐针）

制剂 A：0.2mL
（骨膜上·27G 锐针）

制剂 A：0.075mL
（皮下稍浅层·27G 锐针）

制剂 A：0.025mL
（皮下稍浅层·27G 锐针）

制剂 A：0.1mL
（皮下稍浅层·27G 锐针）

合计：透明质酸 2.0mL

🍃 使用制剂：**透明质酸**

制剂 A：乔雅登丰颜®（艾尔建日本）

I 求美者的术前评估和治疗案例 20~39 岁

II 求美者的术前评估和治疗案例 40~59 岁

III 求美者的术前评估和治疗案例 60 岁以上

IV 填充剂与其他治疗的联合应用

V 注射鼻整形术

VI 近期流行的注射法

注射部位及制剂的种类、注射量（第 2 次）：

制剂 B：0.5mL
（帽状腱膜下·25G 钝针）

制剂 A：0.1mL
（骨膜上·27G 锐针）

制剂 A：0.1mL
（骨膜上·27G 锐针）

制剂 A：0.4mL
（骨膜上·27G 锐针）

制剂 B：0.5mL
（颞浅筋膜下·25G 钝针）

制剂 A：0.05mL
（骨膜上·27G 锐针）

制剂 A：0.05mL
（骨膜上·27G 锐针）

制剂 A：0.1mL×3
（骨膜上·27G 锐针）

制剂 A：0.2mL
（骨膜上·27G 锐针）

制剂 A：0.5mL
（皮下稍浅层·25G 钝针）

制剂 A：0.5mL
（皮下稍浅层·25G 钝针）

制剂 A：0.1mL
（皮下稍浅层·25G 钝针）

制剂 D：0.15mL
（皮下浅层·27G 锐针）

制剂 B：0.5mL
（帽状腱膜下·25G 钝针）

制剂 A：0.1mL（骨膜上·27G 锐针）

制剂 A：0.1mL（骨膜上·27G 锐针）

制剂 A：0.4mL（骨膜上·27G 锐针）

制剂 B：0.3mL
（颞浅筋膜·25G 钝针）

制剂 C：0.2mL（骨膜上·30G 钝针）

制剂 A：0.15mL（骨膜上·27G 锐针）

制剂 A：0.05mL（骨膜上·27G 锐针）

制剂 A：0.15mL·0.1mL·0.1mL
（骨膜上·27G 锐针）

制剂 A：0.1mL（骨膜上·27G 锐针）

制剂 A：0.2mL（骨膜上·27G 锐针）

制剂 A：0.8mL（皮下稍浅层·25G 钝针）

制剂 A：0.2mL（骨膜上·27G 锐针）

制剂 A：0.1mL（皮下稍浅层·25G 钝针）

制剂 D：0.15mL
（皮下稍浅层·27G 锐针）

制剂 D：0.2mL（皮下稍浅层·27G 锐针）

制剂 A：0.05mL
（皮下稍浅层·25G 钝针）

制剂 A：0.2mL（骨膜上·27G 锐针）

制剂 A：0.05mL（皮下稍浅层·25G 钝针）

制剂 D：0.2mL（皮下稍浅层·27G 锐针）

制剂 A：0.1mL（骨膜上·27G 锐针）

制剂 A：0.6mL（皮下稍浅层·25G 钝针）

制剂 D：0.2mL（皮下稍浅层·27G 锐针）

制剂 A：0.1mL（骨膜上·27G 锐针）

制剂 A：0.3mL（骨膜上·27G 锐针）

合计：透明质酸 9.15mL

使用制剂：透明质酸

制剂 A：乔雅登丰颜®　6.25mL

制剂 B：乔雅登®缇颜™（艾尔建日本）　1.8mL

制剂 C：Juvéderm® VOLBELLA WITH LIDOCAIN（Allergan）　0.2mL

制剂 D：乔雅登极致®（艾尔建日本）　0.9mL

🍃 注射部位及制剂的种类、注射量（第3次）：

制剂 A：0.1mL（骨膜上・27G 锐针）

制剂 A：0.3mL（骨膜上・27G 锐针）

制剂 A：0.1mL（骨膜上・27G 锐针）

制剂 A：0.2mL（骨膜上・27G 锐针）

制剂 A：0.6mL（皮下稍浅层・25G 钝针）

制剂 A：0.2mL（皮下稍浅层・25G 钝针）
制剂 E：0.2mL
（皮下浅层・30G 钝针）

制剂 A：0.3mL（骨膜上・27G 锐针）
制剂 A：0.3mL
（皮下稍深层・25G 钝针）
制剂 A：0.1mL
（骨膜上・27G 锐针）
制剂 A：0.15mL
（皮下稍深层・25G 钝针）
制剂 A：0.15mL
（皮下稍深层・25G 钝针）

制剂 A：0.25mL
（骨膜上・27G 锐针）

制剂 A：0.1mL
（骨膜上・27G 锐针）
制剂 A：0.2mL
（骨膜上・27G 锐针）
制剂 A：0.65mL
（皮下稍浅层・25G 钝针）
制剂 A：0.2mL
（皮下稍浅层・25G 钝针）
制剂 A：0.2mL（骨膜上・27G 锐针）
制剂 E：0.3mL
（皮下稍浅层・30G 钝针）
制剂 A：0.3mL
（皮下稍深层・25G 钝针）
制剂 A：0.1mL（骨膜上・27G 锐针）
制剂 A：0.15mL
（皮下稍深层・25G 钝针）
制剂 A：0.1mL
（皮下稍深层・25G 钝针）

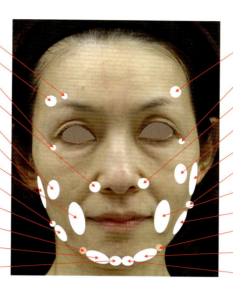

合计：透明质酸 5.25mL

🍃 使用制剂：透明质酸

制剂 A：乔雅登丰颜®　4.75mL

制剂 E：Juvéderm® VOLITE（Allergan）　0.5mL

I　求美者的术前评估和治疗案例　20～39岁

II　求美者的术前评估和治疗案例　40～59岁

III　求美者的术前评估和治疗案例　60岁以上

IV　填充剂与其他治疗的联合应用

V　注射鼻整形术

VI　近期流行的注射法

▶ 个人技巧 ◀

首次治疗的目的：①让求美者体验透明质酸治疗（如注射时的疼痛、术后恢复期等）；②让求美者获得比仪器治疗更快速、更确实的效果，而且不用经历手术的痛苦；③赢得求美者的信任，促成下一个疗程；④提供良好的效果。

以下视频为第 2 次治疗过程。

1 颞部及眉上部

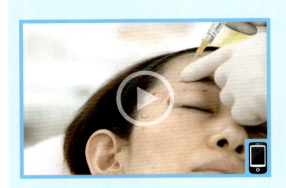

▶ 视频 040（56 秒）

在骨膜上进行单点注射（MD Codes™：T1・T2）后（见本书第 64 页的视频 031），在颞浅筋膜和颞深筋膜之间的疏松网状结缔组织（loose areolar tissue）进行注射，以增加整个颞窝的容量。为实现均匀平铺，使用乔雅登®缇颜™用钝针注射。

先用锐针垂直开一个孔，将钝针插入正确的深度，然后改变角度，尽量与皮肤表面保持平行进针。如果层次正确，就可如视频所示无阻力推进。

注射时需要采用退针注射法。眉上方的前额部也是以同样的方法在帽状腱膜下的疏松结缔组织层进行注射。

2 上眼睑凹陷（sunken eyelids）

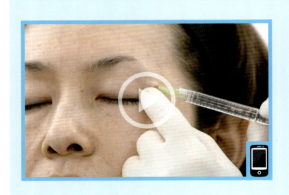

▶ 视频 041（74 秒）

使用 Juvéderm® VOLBELLA WITH LIDOCAIN，用 30G 钝针沿着眶缘注射到眼轮匝肌下脂肪层（ROOF）内。从眼眶外侧进针，用手指确认，注意不要超过眶上切迹。

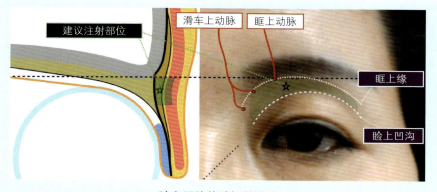

睑上凹陷伴睑板前臃肿

引用于 Lee Y:Essential facial anatomy for petit surgery. Available from URL: http://idnps.com/basics/essential-facial-anatomy-for-petit-surgery/3-2-upper-face-sunken-eyelid-pretarsal-fullness/(Accessed 26/9/2018).

3 鼻翼基部和鼻唇沟

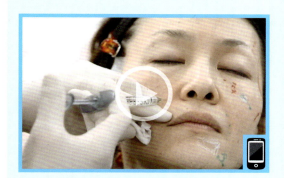

▶ 视频 042（42 秒）

注射的目的是修复因老化而导致骨萎缩的梨状孔缘。不仅能使鼻唇沟变浅，还能加强鼻翼基底的支撑力，使变平变宽的鼻部形态得到改善（见本书第 5 页视频 004）。

4 颊部凹陷处

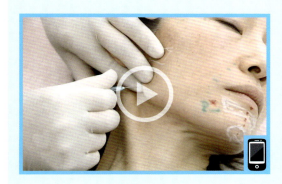

▶ 视频 043（75 秒）

使用 25G 钝针注射于皮下均匀平铺。颧弓下凹陷区域的注射不仅能改善阴影，还能提升整个颊部。

向下颌支后缘方向注射具有向后上方提升下面部的效果，从而改善木偶线和面部轮廓。

I 求美者的术前评估和治疗案例 20～39 岁

II 求美者的术前评估和治疗案例 40～59 岁

III 求美者的术前评估和治疗案例 60 岁以上

IV 填充剂与其他治疗的联合应用

V 注射鼻整形术

VI 近期流行的注射法

5 颏唇沟

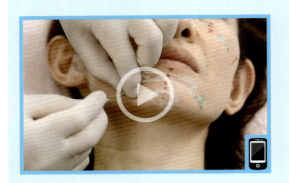

▶ 视频 044（50 秒）

注射到皮下稍深层，既可以弥补容量缺失，使颏唇沟看起来更浅，又可以加强对下唇的支撑，缓解表情肌群的过度紧张，改善下面部正中的形态。

注射后，应翻开下唇检查口腔内是否有隆起。

6 颏部

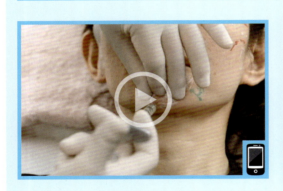

▶ 视频 045（33 秒）

先在颏唇沟进行注射，可以改变颏部尖端的位置，比起单独注射颏部尖端处，能够获得更为匀称的形态。

左手做好固定防止填充剂扩散，针头垂直于骨面进针，进行血液回抽测试后开始注射。

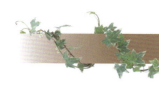

术后评估

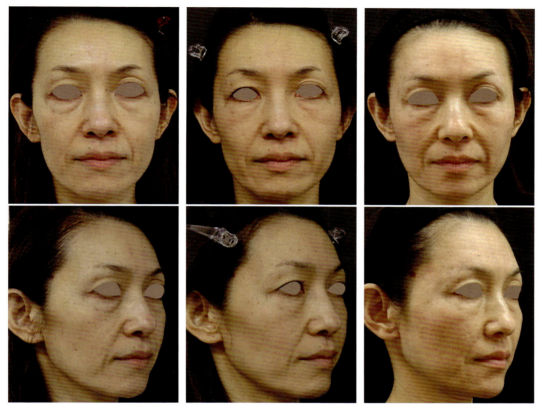

首次注射前 第2次注射前 第2次注射后即刻

面部的整体形状由下垂的方形轮廓变为接近鹅蛋形。颞部和颧骨下方的凹陷得到改善，颊部下垂得到提升，下睑眼袋（baggy eye）也得到改善。颏部形态的矫正使口周看上去更温柔。

只需注射一定量的透明质酸，因衰老而出现的面部整体萎缩现象就能得到非常明显的改善。

求美者的术前评估和治疗案例 20～39岁 I

求美者的术前评估和治疗案例 40～59岁 II

求美者的术前评估和治疗案例 60岁以上 III

填充剂与其他治疗的联合应用 IV

注射鼻整形术 V

近期流行的注射法 VI

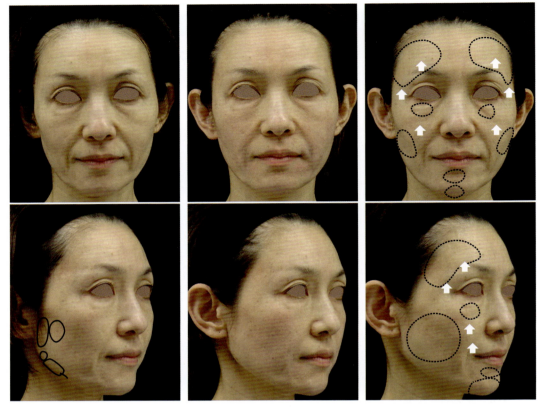

| 第 3 次注射前 | 第 3 次注射后即刻 | 第 3 次注射后 1 个月 |

 建议

  考虑到求美者的身体和经济承受能力，"最小剂量、最大效果"是最为理想的。但是对于像本案例这样的明显组织萎缩的情况，合理的剂量是必要的。而且治疗不应一次完成，而应分为几次进行，每次定好目标形成阶梯性治疗。因此，有必要充分了解透明质酸制剂的特性（黏弹性、凝聚力、膨胀性、持久性等），将其灵活使用。

治疗价格

透明质酸

- 第1次乔雅登丰颜® 2.0mL ···································· 240 000日元
- 第2次乔雅登丰颜® 6.25mL ·································· 720 000日元
- 乔雅登®缇颜™ 1.8mL ·· 240 000日元
- Juvéderm® VOLBELLA WITH LIDOCAIN 0.2mL ···· 240 000日元
- 乔雅登极致® 0.9mL ··· 100 000日元
- 第3次乔雅登丰颜® 4.75mL ·································· 600 000日元
- Juvéderm® VOLITE 0.5mL ···································· 120 000日元

合计（不含税）2,260 000日元

案例11：50岁+，女性

　　求美者年龄越大，组织萎缩程度越严重，为达到令人满意的效果所需的注射剂量也越大。首次治疗可像本案例一样，从最重要、效果也最直观的中面部开始，为后续打好基础。如果求美者在首次治疗后没有获得一定的满意度，就很难继续进行下一步的治疗了。

　　所以，初诊是医生展现技术的最佳时刻。

【岩城佳津美】

求美者的术前评估和治疗案例 20～39岁

求美者的术前评估和治疗案例 40～59岁

求美者的术前评估和治疗案例 60岁以上

填充剂与其他治疗的联合应用

注射鼻整形术

近期流行的注射法

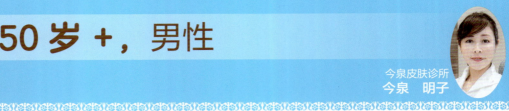
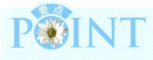

- 组织的下垂、萎缩和挛缩明显加著，形状（轮廓）不流畅，除了向支持韧带注射外，还要在上面部容量流失较多的部位使用透明质酸等填充剂进行矫正。
- 由于肌肉反复过度活动导致组织挛缩外观，建议使用抑制表情肌过度紧张的肉毒毒素制剂。
- 使整体轮廓更流畅的同时，在下面部也保留男性面部棱角分明的特征。

术前评估

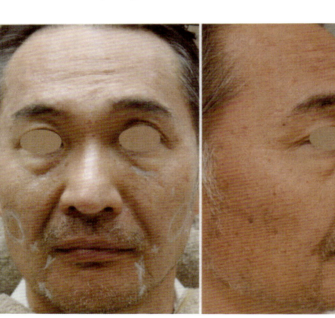
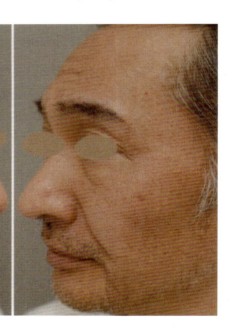

🍃 **求美者主诉**：看上去疲惫，希望看上去年轻、清爽。

🍃 **评估**：

- 上面部：颞部凹陷，额部和眉间有静态纹。
- 中面部：眉外侧及双侧上睑下垂，存在左右差异，泪沟明显，双侧下睑脂肪突出（右＞左），导致鼻颊沟明显。
- 下面部：法令纹深，面部轮廓不流畅。

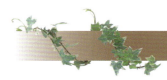

治疗方案

在上面部，眉间和额部皱纹可通过肉毒毒素进行治疗。针对上睑下垂，可在眼轮匝肌节制韧带处注射透明质酸，然后再对颞部进行容量补充。

在中面部，对于下睑下垂，在颧骨皮肤韧带下注射透明质酸，以起到支撑作用，然后再补充下睑的容量缺失。对于颊部凹陷，可对扁平部位进行增容。

在下面部，针对法令纹，使用透明质酸来矫正梨状孔的凹陷。口角皱纹使用肉毒毒素治疗。对于下颌骨萎缩和轮廓不流畅，可在下颌韧带下注射透明质酸，矫正和塑造下颌，并形成流畅的下颌线。

🌿 注射部位及制剂的种类、注射量：

● 肉毒毒素 28 单位
（眉间 20 单位、口角 8 单位）

视频 046
制剂 B：左右各 1.0mL（骨膜上·25G 钝针）

制剂 A：左右各 0.3mL（骨膜上·25G 钝针）

制剂 B：左右各 0.5mL
（真皮深层·25G 钝针）

视频 048
制剂 A：左右各 1.5mL
（真皮深层·25G 钝针）

视频 047
制剂 B：左右各 0.3mL
［真皮深层·25G 钝针（单侧）］

制剂 B：左右各 1.0mL
［真皮深层·25G 钝针（单侧）］

制剂 A：左右各 1.0mL
（真皮深层·25G 钝针）

视频 049
制剂 A：左右各 1.0mL
［真皮深层·25G 钝针（单侧）］

合计：透明质酸 13.2mL，肉毒毒素 28 单位

🌿 使用制剂：**透明质酸**

制剂 A：乔雅登丰颜®（艾尔建日本）

制剂 B：乔雅登®缇颜™（艾尔建日本）

肉毒毒素

保妥适®（艾尔建日本）

求美者的术前评估和治疗案例 20~39岁

求美者的术前评估和治疗案例 40~59岁 II

求美者的术前评估和治疗案例 60岁以上 III

填充剂与其他治疗的联合应用 IV

注射鼻整形术 V

近期流行的注射法 VI

▶ 个人技巧 ◀

1 颞部的注射（调整轮廓）

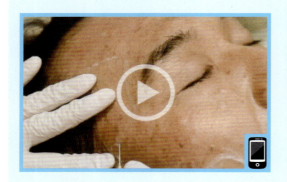

▶ 视频 046（52 秒 · 有解说）

针对颞部的容量缺失进行注射以调整轮廓。使用 25G 钝针，采用扇形注射法，在颞肌下注射。

注射时，请求美者保持坐位，注射后进行按摩使填充剂与组织融合。

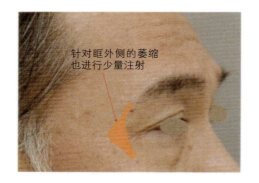

针对眶外侧的萎缩也进行少量注射

颞部和眶外侧的注射

不仅矫正颞部的萎缩，对于眶外侧萎缩也要进行矫正。

2 颊部下方（凹陷部位）的注射

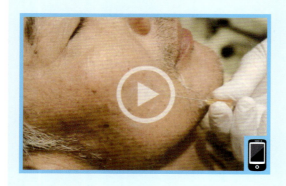

▶ 视频 047（66 秒 · 有解说）

使用 25G 钝针，在容量缺失部位进行注射。注射时要提拉皮肤，避免注射区域与鼻唇脂肪垫重叠（避免过度矫正）。

由于是补充容量，因此注射层次为真皮深层。在口角、耳屏、外眦连成的三角形内画一个椭

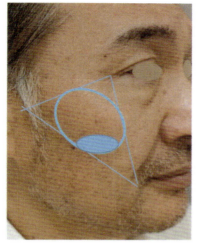

圆，在椭圆内可见容量缺失的部位（凹陷部位），进行注射。

颊部增容注射

3 下颌部的注射——针对下颌线和下颌角（jawline ~ mandibular angle）

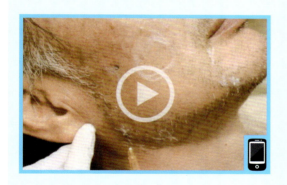

▶ 视频 048（48 秒·有解说）

　　沿静止时的下颌体和下颌角，对容量缺失部位进行注射。避开咬肌前约 1cm 的面动脉分布区域，以下颌角或下颌体为进针点（同时捏起皮肤），使用 25G 钝针（70mm）采用退针扇形注射法进行皮下注射。先剥离需要注射的区域，以便顺畅地注射。

　　对于颊部（侧面），从下颌骨凸起的部分至耳屏前方区域内用 25G 钝针进针，使用退针扇形注射法缓慢注射。

　　从下颌角处以扇形注射法注射 1 ~ 2cm 区域。皮下深层有腮腺组织，因此透明质酸应注射于浅层，切忌注射过深。

求美者的术前评估和治疗案例 20 ~ 39 岁 I

求美者的术前评估和治疗案例 40 ~ 59 岁 II

求美者的术前评估和治疗案例 60 岁以上 III

填充剂与其他治疗的联合应用 IV

注射鼻整形术 V

近期流行的注射法 VI

4 木偶纹的注射

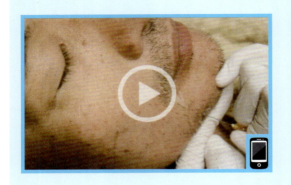

▶ 视频 049（68 秒·有解说）

下颌和口周区域的治疗是通过在下颌韧带下注射，以提供堤坝式支撑，防止皮下组织下垂。然后再对口角下方的容量缺失部位进行增容。

对容量缺失的部位，用 25G 钝针针头（50～70mm）以退针扇形注射法进行皮下注射。

女性理想的颏部宽度应与鼻翼宽度相近，男性理想的颏部宽度应与口角宽度相近。对于男性来说，通常以方形颏部为佳。

向涡轴区注射可能会导致做表情时有不自然的隆起，因此建议从少量开始，并在注射过程中观察动态表情。

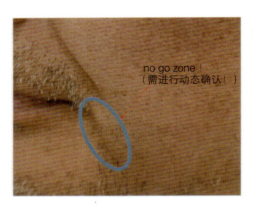

no go zone！
（需进行动态确认！）

避免注射的部位

术后评估

原本有疲惫感的下睑周围变得平整，面部线条也更加清晰，给人一种干练（清爽）的感觉。在本案例中，肉毒毒素联合治疗的效果非常显著。求美者对效果极为满意，并接受了后续治疗。

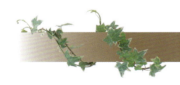

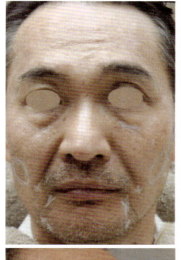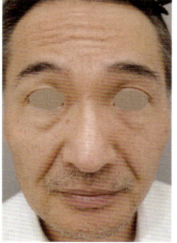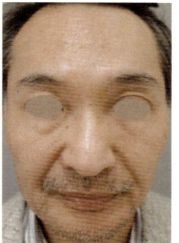

注射后即刻

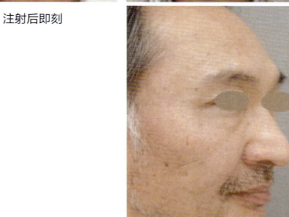

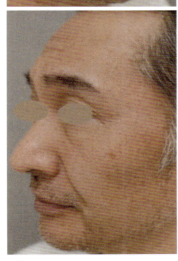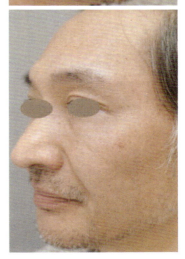

注射前　　　　　　　　　　　　　　注射后 1 个月

Ⅰ　20～39岁　求美者的术前评估和治疗案例

Ⅱ　40～59岁　求美者的术前评估和治疗案例

Ⅲ　60岁以上　求美者的术前评估和治疗案例

Ⅳ　填充剂与其他治疗的联合应用

Ⅴ　注射鼻整形术

Ⅵ　近期流行的注射法

建议

1. 注射方法

使用表面麻醉膏［9.6% lidocaine cream（NumbSkin®：Jujuderm）］进行麻醉。如果注射区域较大，则使用区域神经阻滞麻醉。建议请求美者采取坐位，一边观察效果一边注射会更为自然。如果是透明质酸，由于注射后有数天吸水期，首次最好保守性注射。

2. 术后并发症及其治疗

（1）血管栓塞

由于填充物阻塞了注射部位的血流，导致血管栓塞。如果在注射后数小时至数天内出现小水泡、脓疱或红斑，即为皮肤坏死的早期症状，需要尽快采取措施。此外，如果将填充剂注射到眼动脉或颈内动脉区域，有报告表明会导致失明和脑梗死，因此要格外小心。

（2）肿胀

可分为感染性、非感染性和迟发性过敏反应。

感染性：口服抗生素（喹诺酮类750mg/d）、引流等。

非感染性：轻症可口服抗生素、口服或注射类固醇药物，重症则可能需要手术切除。

迟发性过敏反应：可根据症状口服类固醇药物。

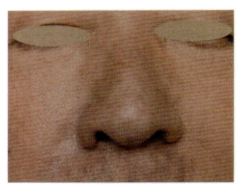

（a）法令纹注射后即刻
苍白→变为暗紫色

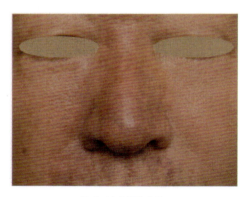

（b）注射后24h
红斑（+）

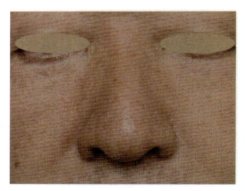

（c）注射后1个月（治愈）

（3）凹凸不平

注射层次过浅或过度注射可能造成不自然的凸起。特别是在下眼睑，注射剂可能会因眼轮匝肌的运动而被挤压至皮下，导致凹凸不平，因此首次注射应控制好注射量。

（4）色调异常（丁达尔现象）

如果在同一个部位浅层注射大量透明质酸，可能会出现丁达尔现象。

（5）皮下或深部出血

这是由针刺到血管所引起的，通常在 1～2 周内自行消退。为防止出现这一并发症，笔者一般使用冰敷和 Arnican Gel（一种从草药中提取的外用药，可减少皮下出血）。

治疗价格

透明质酸
- 乔雅登丰颜®　　7.6mL　　···　453 600 日元
- 乔雅登®缇颜™　5.6mL　　···　396 900 日元

肉毒毒素
- 保妥适®　　28 单位　　···　54 000 日元

合计（不含税）904 500 日元

案例 12：50 岁 +，男性

如果采用与女性一样的方式治疗皱纹和下垂，可能并不适合中老年男性求美者的面部情况。此外，男性理想的轮廓也与女性不同，因此注射时要特别注意保留男性的魅力。

【岩城佳津美】

I　求美者的术前评估和治疗案例　20～39 岁

II　求美者的术前评估和治疗案例　40～59 岁

III　求美者的术前评估和治疗案例　60 岁以上

IV　填充剂与其他治疗的联合应用

V　注射鼻整形术

VI　近期流行的注射法

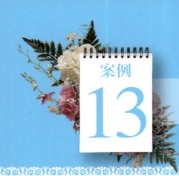

55 岁 +，女性

岩城整形外科·皮肤科
岩城　佳津美

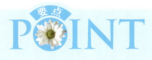

POINT

- 在该年龄段，老化的进程有很大的个体差异。对于天生骨相不佳的人来说，由于基础骨骼萎缩，老化往往会明显加剧。之前是否做过预防措施（如注射填充剂）等，也会造成很大差异。
- 为了达到一定的效果，填充剂的用量通常在 4 ~ 8mL，治疗重点不是增加容量，而是进行提升。
- 随着年龄的增长，下面部的萎缩会越来越明显，因此不仅要矫正上面部和中面部，还要矫正下面部，以避免轮廓失衡。
- 如果法令纹和颊部同年轻人一样饱满会显得不自然，因此矫正程度应与求美者年龄相符。

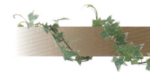

术前评估

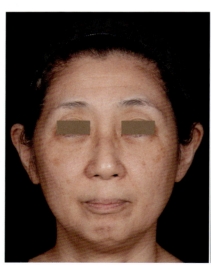 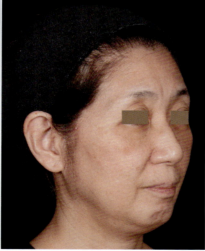 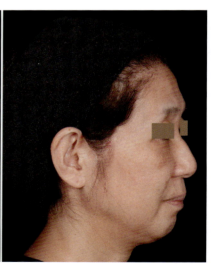

🌿 **求美者主诉**：额部皱纹，颊部松弛。

🌿 **评估**：　　从年龄来看，骨萎缩的程度较轻，中面部容量保持良好。但是从正面看，以下情况比较明显：

- 额部和颞部周围容量缺失。
- 颊部下垂（轮廓重心偏下）。

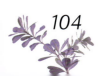

- 下颌萎缩变形。
- 眉部下垂（右侧）。

此外，以下情况在斜侧位和侧位观察时较为明显：

- 颊侧（耳前）凹陷。
- 正面不明显的法令纹和木偶纹。
- 下颌部严重下垂。

治疗方案

矫正额部和颞部的容量，但只进行与年龄相符的适度矫正。对法令纹和木偶纹的矫正也同样根据年龄适度进行。在侧面可提拉支持韧带的点位注射填充剂，改善下垂的同时调整轮廓形状。

注射部位及制剂的种类、注射量：

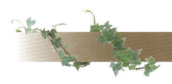 肉毒毒素注射部位（2 单位）　　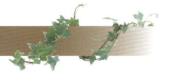 肉毒毒素注射部位（4 单位）

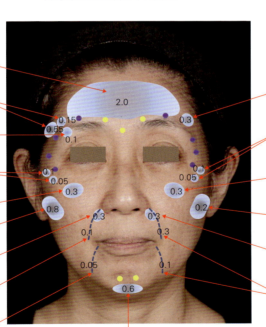

制剂 A（骨膜上・25G 钝针）

制剂 A（骨膜上・27G 锐针）

视频 050
制剂 A（骨膜上・27G 锐针）

视频 051・052
制剂 A（骨膜上・27G 锐针）

制剂 A（骨膜上～SOOF 内・27G 钝针）

制剂 A（SMAS 上～皮下浅层・27G 锐针）

视频 053
制剂 A（骨膜上・27G 锐针）

视频 054
制剂 B（皮下浅层・30G 锐针）

制剂 B（皮下浅层・30G 锐针）

制剂 A（骨膜上・27G 锐针）

制剂 A（骨膜上・27G 锐针）

制剂 A（骨膜上～SOOF 内・27G 钝针）

制剂 A（SMAS 上～皮下浅层・27G 锐针）

制剂 A（骨膜上・27G 锐针）

制剂 B（皮下浅层・30G 锐针）

制剂 A（骨膜上～皮下浅层・27G 锐针）

合计：透明质酸 6.75mL，肉毒毒素 36 单位

求美者的术前评估和治疗案例 20～39 岁 I

求美者的术前评估和治疗案例 40～59 岁 II

求美者的术前评估和治疗案例 60 岁以上 III

填充剂与其他治疗的联合应用 IV

注射鼻整形术 V

近期流行的注射法 VI

使用制剂：透明质酸

制剂 A：乔雅登丰颜®（艾尔建日本）

制剂 B：乔雅登雅致®（艾尔建日本）

肉毒毒素

保妥适®（艾尔建日本）

▶ 个人技巧 ▶

1 提眉点位的注射（骨膜上）

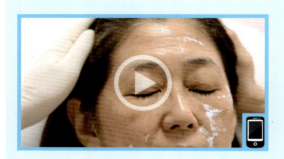

▶ 视频 050（22 秒）

在下垂的眼轮匝肌节制韧带下的骨膜上进行注射，上提韧带，提升下垂的眉部。

用拇指确认眉部外侧的眶上缘，在其上方约 1cm 处，使用 27G 针头用单点法注射 0.1mL 于骨膜上，使填充剂置于眼轮匝肌节制韧带下。

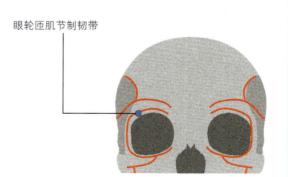

眼轮匝肌节制韧带

注射点位

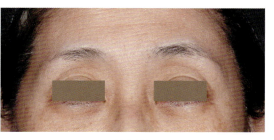

注射前

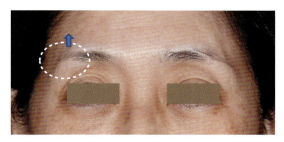

注射后即刻（仅右侧）

图为仅在右侧注射后即刻外观。下垂的眉尾得到提升。求美者还感到睁开眼睛变得更轻松。

2 侧面提拉点位的注射

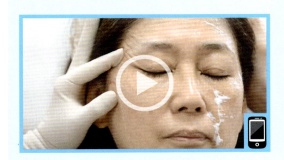

▶ 视频 051(26 秒)：点位 1 的注射（0.1mL）

将塑形力强的填充剂（0.05 ~ 1.0mL）以单点法少量注射于颧骨韧带与咬肌韧带提升位置（颞颧缝附近）的颧弓骨膜上。为避免注射后表面凸出，并增加提拉力度，可在 2 处注射。

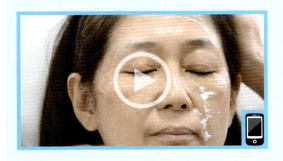

▶ 视频 052(20 秒)：点位 2 的注射（0.05mL）

点位 2 值得注意的是，注射后就算松开手，上提的韧带也几乎不会下落，而是被固定在原位。

I 求美者的术前评估和治疗案例 20 ~ 39 岁

II 求美者的术前评估和治疗案例 40 ~ 59 岁

III 求美者的术前评估和治疗案例 60 岁以上

IV 填充剂与其他治疗的联合应用

V 注射鼻整形术

VI 近期流行的注射法

3 法令纹基部（鼻基底）的注射

上颌骨的法令纹基部区域容易发生骨吸收，骨骼从较早阶段就开始凹陷，导致法令纹加深。在骨膜上进行填充不仅可以使皱纹变浅，还可以从下支撑下颌韧带，预防颊部软组织下垂。此外，改善法令纹基部的凹陷还能减少面部阴影，使整个面部更加平整明亮。注射量适当的话，甚至鼻翼的宽度也会变窄，达到鼻翼缩小的效果。

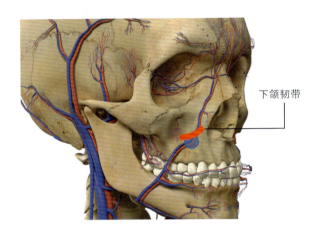

下颌韧带

法令纹基部是面动脉分布的区域，因此也是栓塞的高风险区域。在这一区域，面动脉（内眦动脉）位于口角提肌和上唇之间，因此安全的注射层次是骨膜上或皮下浅层。

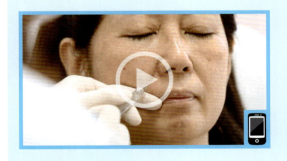

▶ 视频 053（42 秒）

将 27G 锐针（尽可能长，或使用钝针）与皮肤表面成 45° 角，缓慢进针直到触及骨膜。针尖触及骨膜后，进行回抽血测试（至少 10 秒），以确保没有回血。

固定好针尖，将填充剂以单点法缓慢注入。同时需仔细观察皮肤是否变苍白，以及求美者是否感到异常疼痛。

④ 法令纹浅层的注射

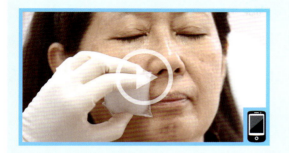

▶ 视频 054（55 秒）

如有必要，可在浅层进行追加注射（如果法令纹较浅，则只使用这种注射方法）。为了淡化表面皱纹，在皮下浅层注射 2 层。

首先，在浅层稍深层沿着皱纹使用退针线形注射法注射，然后不拔出针头，将针头重新插入稍浅层，再次用退针线形注射法注射。

浅层注射 2 层，改善表面的皱纹

术后评估

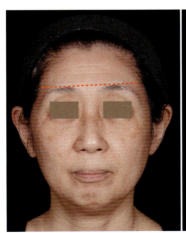

术前

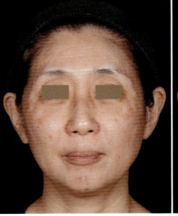

注射后即刻

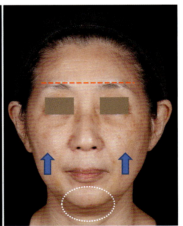

注射后 2 周

求美者的术前评估和治疗案例 20~39 岁 Ⅰ

求美者的术前评估和治疗案例 40~59 岁 Ⅱ

求美者的术前评估和治疗案例 60 岁以上 Ⅲ

填充剂与其他治疗的联合应用 Ⅳ

注射鼻整形术 Ⅴ

近期流行的注射法 Ⅵ

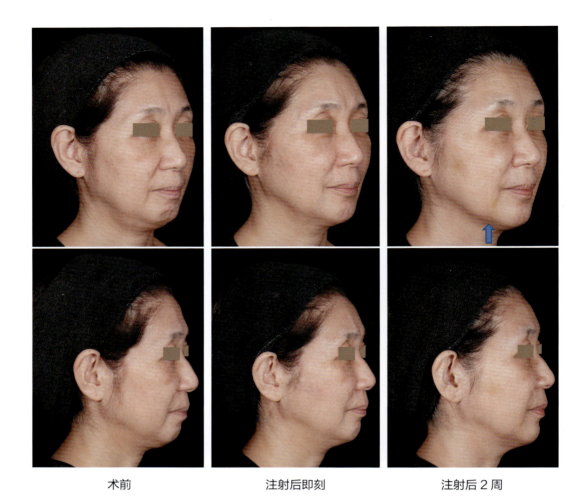

| 术前 | 注射后即刻 | 注射后 2 周 |

　　虽然注射了 6.75mL，但是没有肿胀感，而且整体感觉紧致，效果自然。眉毛的位置注射前存在左右差，注射后高度一致。萎缩明显的下颌部也得到了很好的调整。考虑到求美者的年龄，对额部、颞部和法令纹进行了适度的矫正。

　　从斜侧位可以清楚地看到提升的效果。注射前下垂的下颌部得到了提升，面部线条变得清晰。这种提升效果主要得益于侧面对于锚点区域的固定注射（见图）。

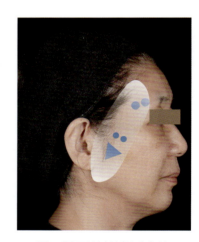

图　侧面关键的提升点位

A 建议

　　对于下垂程度较严重的案例，关键是要在不产生明显容量增加感觉的情况下达到提升效果。利用侧面固定区域的凹陷（颞窝和颞下窝）进行填充，并提拉下面部的松弛。这样不仅能达到提升效果，还能塑造面部轮廓。

¥ 治疗价格

透明质酸
- 乔雅登丰颜®　6.2mL ·· 350 000 日元
- 乔雅登雅致®　0.55mL ·· 60 000 日元

肉毒毒素
- 保妥适®　36 单位 ·· 120 000 日元

　　　　　　　　　　　　　　　　　　　合计（不含税）530 000 日元

※ 透明质酸制剂是 1mL/ 支，注射剩余的制剂可以冷藏保存，3 ~ 4 周后可进行微调。除制剂以外，
　还需要注射费 2500 日元和表面麻醉费用 500 日元，钝针另收 1000 日元。

求美者的术前评估和治疗案例 20 ~ 39 岁　I

求美者的术前评估和治疗案例 40 ~ 59 岁　II

求美者的术前评估和治疗案例 60 岁以上　III

填充剂与其他治疗的联合应用　IV

注射鼻整形术　V

近期流行的注射法　VI

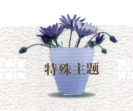

真的有必要填平法令纹吗？

一直以来，法令纹是来院求美者最常要求填充的部位。在过去，注射治疗似乎仅停留在将法令纹填平。然而，随着对解剖学上衰老机制的深入研究，人们逐渐认识到，法令纹的加深并不是一个局部因素，而在很大程度上受到周围组织的影响。近年来，最低程度地填充法令纹本身、更多地去矫正形成法令纹的骨性萎缩（法令纹基部），或是对于下垂堆积在法令纹处的组织进行提拉等，此类注射手法正逐渐成为主流。

虽然法令纹常被认为是衰老的象征，但实际上即使是儿童，也经常能看到有明显的法令纹。然而这并不会让孩子看上去衰老，这是为什么呢？

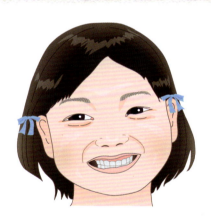

个人认为，这是由于儿童法令纹周围的组织没有下垂。法令纹周围的组织没有下垂，上方的软组织也没有堆积在法令纹处，那么法令纹对面部

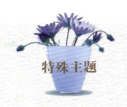

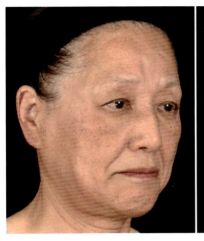
注射前

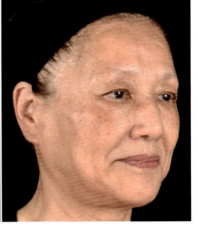
注射后
（注射了透明质酸 5.4mL 及
肉毒毒素 28 单位。）

老化的影响就很小。

例如，在此案例中，对法令纹只进行了最低程度的填充，单独比较法令纹的话，其实注射前后并没有太大变化，但是观察面部整体，就会发现明显变得年轻了。法令纹上方的组织得到提拉，整个面部也得到提升，即使法令纹本身没有变平，整体印象也有非常显著的变化。

如果只填充法令纹，反而会导致面部不自然。因为这种注射方法并不符合解剖学原理。

求美者和医疗从业人员都应该从"法令纹的执念"当中解放出来。

【岩城佳津美】

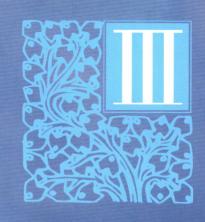

60 岁以上
求美者的术前评估和治疗案例

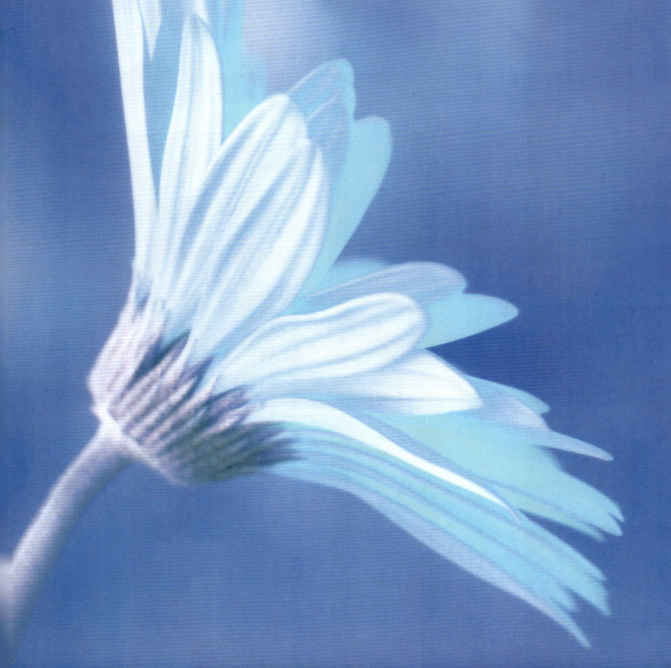

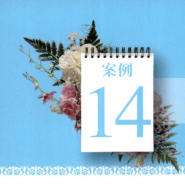
60岁+，女性

荒尾诊所
荒尾 直树
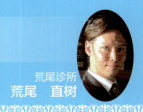

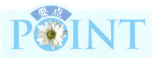

- 在治疗高龄求美者时，应考虑治疗的先后顺序。
- 随着年龄的增长，术后并发症的风险也会增加。
- 关键词是"知足"（避免过度）。

术前评估

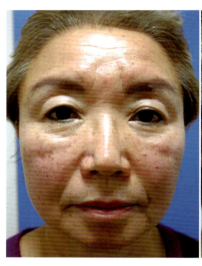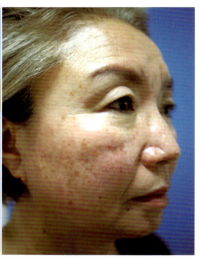

🌿 **求美者主诉**：松弛明显，皱纹和斑点增多，口角下垂。

🌿 **评估**：
- 眉间和额部表情纹明显。
- 组织下垂导致轮廓不规整。

治疗方案

　　高龄求美者，存在作为基础的硬组织（骨骼）萎缩、皮肤表面积增大、轮廓不规整等多个问题，导致所谓的"老化脸"。要全面矫正这种衰老并不容易，很多情况下只能得到部分改善。

　　从哪个部位开始治疗会影响初诊的满意度，因此在考虑求美者意愿的同时提出高效的建议非常重要。例如，主诉是法令纹时，同时进行木偶纹的治疗，就能大幅改善口周部位的外观。

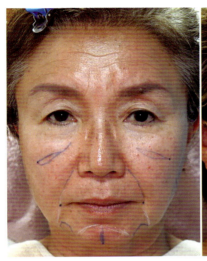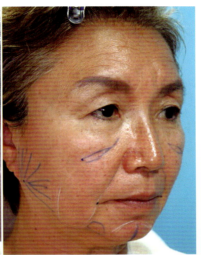

设计画线

　　在上面部，额部横纹和眉间纹十分明显。老龄求美者由于肌肉挛缩形成皱纹，因此使用肉毒毒素非常有效。但是，必须小心，避免眉部下垂。对于肌肉放松后仍残留的皱纹，可以使用填充剂注射。

　　眉间的表情纹可通过肉毒毒素和透明质酸的联合治疗来轻松改善，是应该向求美者建议的治疗方案。眼尾和颏部（闭嘴时产生的颏部小皱纹）也是肉毒毒素治疗的适应证。在治疗表情纹中的额部横纹时需要小心。老年人的上睑皮肤较为松弛，如果将肉毒毒素注射到额肌，会使上睑的上提力量变弱，导致眼神变凶、重睑线变窄等。眼睑下垂的求美者可能会出现睁眼困难，因此必须仔细评估适应证。对于有眼睑下垂但不愿接受手术的高龄求美者，唯一安全的治疗额部横纹的方法是注射透明质酸。

　　在中面部，通过注射可以矫正中颊沟。鱼尾纹（俗称"乌鸦爪纹"）可通过肉毒毒素来改善。当然，很多老年人认为不需要去除。

　　在下面部，注射下颌角周围对下颌进行塑形，并在木偶纹处注射，以改善斗牛犬状外观，形成精致的轮廓。

　　在下颌角周围皮下注射 ELLANSÉ™（聚己内酯制剂），以刺激胶原蛋白生成。

　　对于面部的色斑和暗沉，可以使用强脉冲光（intense pulsed light，IPL）进行治疗。

求美者的术前评估和治疗案例 20~39岁 Ⅰ

求美者的术前评估和治疗案例 40~59岁 Ⅱ

求美者的术前评估和治疗案例 60岁以上 Ⅲ

填充剂与其他治疗的联合应用 Ⅳ

注射鼻整形术 Ⅴ

近期流行的注射法 Ⅵ

🍃 注射部位及制剂的种类、注射量：

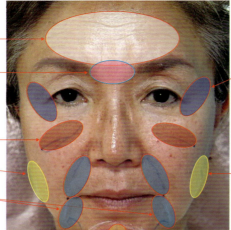

制剂 A：1mL
（骨膜上・25G 钝针）
肉毒毒素
16 单位
（肌肉内・34G 钝针）

肉毒毒素
8 单位
（皮内・34G 钝针）

制剂 B：0.7mL
（皮下・25G 钝针）

制剂 E：0.5mL
（皮下・25G 钝针）

制剂 C、D：各 1mL
（皮下・25G 钝针）

肉毒毒素
8 单位
（皮下・25G 钝针）

制剂 E：0.5mL
（皮下・25G 钝针）

合计：透明质酸 4.7mL，肉毒毒素 32 单位

🍃 使用制剂：透明质酸

制剂 A：Neuramis® DEEP（Meditox）

制剂 B：Neuramis® VOLUME（Meditox）

制剂 C：JUVES FigurHA Volumo（Figurha）

制剂 D：JUVES FigurHA Initio（Figurha）

其他填充剂

制剂 E：ELLANSÉ™ S（Sinclair）

肉毒毒素

Botulax® 32 单位（Hugel）

▶ 个人技巧 ◀

1 中面部的注射

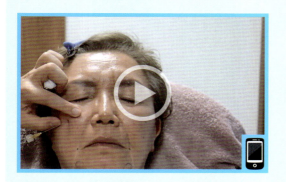

▶ 视频 055（71 秒）

中颊沟不容易提升，很难改善。在这种情况下，建议一层层堆积透明质酸，分不同层次进行注射。另外，在内侧注射过多会导致大笑时产生凸起，表情不自然，因此应保守注射。

从下方以承托韧带的方式进行注射可以得到提升的效果。在设计时，尽量考虑从一个进针点进行多部位治疗，以减少进针点的数量。

2 高龄求美者口周的注射

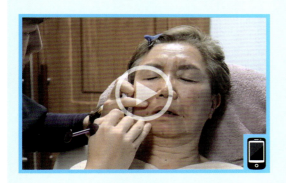

▶ 视频 056（65 秒·2 倍速度播放）

注射法令纹时，需用钝针剥离皮下粘连。年轻求美者粘连不强，但在治疗老年求美者时，使用该手法有利于在注射透明质酸时获得提升效果。

木偶线和唇外侧也从同一进针点进行治疗。下唇外侧的凹陷会让求美者看起来显老，也容易粘上食物残渣，因此对该部位进行填充矫正，求美者的满意度很高。

I 求美者的术前评估和治疗案例 20～39岁

II 求美者的术前评估和治疗案例 40～59岁

III 求美者的术前评估和治疗案例 60岁以上

IV 填充剂与其他治疗的联合应用

V 注射鼻整形术

VI 近期流行的注射法

3 刺激胶原蛋白的注射

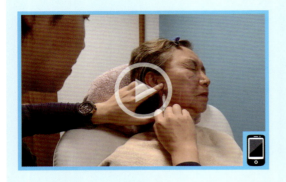

▶ 视频 057（31 秒）

以下颌角为中心，在皮下扇形注射 ELLANSÉ™ S。ELLANSÉ™ S 的成分聚己内酯也是可吸收线的原材料，注射后可刺激周围的成纤维细胞，增加胶原蛋白的生成。在此案例中，在下颌角周围及木偶纹下方注射了 ELLANSÉ™ S。

术后评估

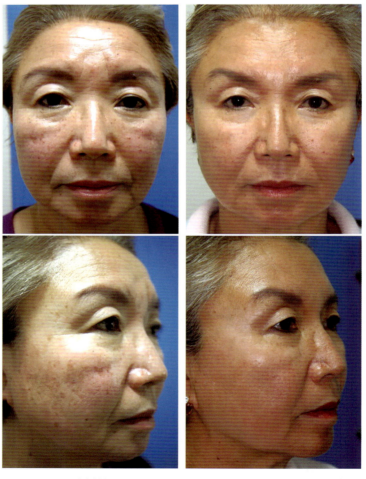

注射前　　　　　　　　　注射后 2 周

眉间纹和额纹得到了改善，上面部看起来变得年轻。眉间纹在早期可以单独使用肉毒毒素来改善，但一旦皱纹形成，就必须联合使用透明质酸来治疗。

中颊沟、法令纹、木偶纹注射了透明质酸，通过减少凹凸不平来改善"老化脸"。

在下颌角周围注射 ELLANSÉ™ S，术后 2 周的效果虽与透明质酸相差无几，但之后可持续促进胶原蛋白生成。在下颌角周围注射再生填充剂还有助于改善轮廓线，因此也常用于与透明质酸的联合注射。

另外，IPL 改善了色斑，肤质也得到了提升。

建议

在对老年求美者进行填充治疗时，应注意以下几点。老年人所需的注射量比年轻人多，但当皮肤老化程度明显时，就算增加注射量也很难改善老化的外观，治疗十分困难。虽然面部年轻化有多种治疗手法，但即使是激光剥脱与生长因子的联合治疗也无法明显改善外观，因此持续的皮肤护理对延缓衰老十分重要。一味地大量注射只会导致面部不自然，应选择重点部位进行治疗。

本人曾为一位 70 多岁的女士进行了面部年轻化治疗，结果她并不习惯自己熟悉的面容发生改变，要求把注射的透明质酸溶解。从这个案例可以看出，不应偏离求美者的真实年龄，而应呈现自然的效果。

I 求美者的术前评估和治疗案例 20～39 岁

II 求美者的术前评估和治疗案例 40～59 岁

III 求美者的术前评估和治疗案例 60 岁以上

IV 填充剂与其他治疗的联合应用

V 注射鼻整形术

VI 近期流行的注射法

治疗价格

透明质酸

- Neuramis® DEEP　1mL ··· 60 000日元
- Neuramis® VOLUME　0.7mL ································· 60 000日元
- JUVES FigurHA Initio　1mL ································· 60 000日元
- JUVES FigurHA Volumo　1mL ····························· 60 000日元

其他填充剂

- ELLANSÉ™S　1mL ·· 120 000日元

肉毒毒素

- Botulax®　32单位（3部位） ································· 78 000日元

合计（不含税）438 000日元

编者评论

案例14：60岁+，女性

　　该案例萎缩明显，但脂肪厚重的情况是最难治疗的。提升效果很难达到，而且万一注射部位或注射剂量不当，还会产生肿胀感。

　　该案例适度保留了法令纹，达到了适合求美者年龄的自然效果。如果完全消除法令纹，面部的增容感会明显增加。

【岩城佳津美】

求美者的术前评估和治疗案例 20~39岁 I

求美者的术前评估和治疗案例 40~59岁 II

求美者的术前评估和治疗案例 60岁以上 III

填充剂与其他治疗的联合应用 IV

注射鼻整形术 V

近期流行的注射法 VI

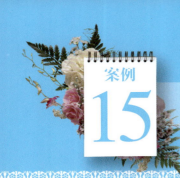
60 岁 +，女性

奈津皮肤科·整形外科
大原　奈津惠

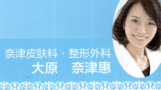

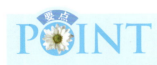

- 使用剂量比年轻求美者多，因此各部位的分配很重要。
- 初诊时，选一个部位让求美者看到明显的效果。
- 皮肤是否有弹性对效果有很大影响。
- 对丰满的求美者建议联合治疗。

术前评估

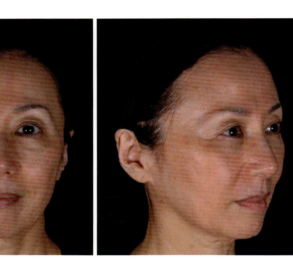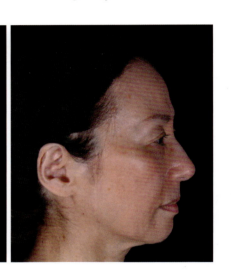

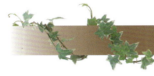 **求美者主诉**：眼部下垂，有黑眼圈，颏下松弛，下面部松弛。

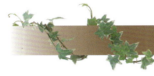 **评估**：

- 皮肤弹性相对较好。
- 整体较瘦，相比皱纹，凹陷更为明显。
- 上面部容量缺失显著。
- 颞部及前额中央有凹陷。
- 泪沟和睑颧沟较深。
- 下颌后缩。

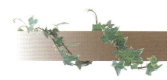

治疗方案

　　本次治疗的特点是，为了尽量缩短恢复期，使用稀释后的透明质酸制剂注射于上面部。此外，对于眼部显著的凹陷，通过深层注射透明质酸，浅层注射胶原蛋白来改善。

　　对于泪沟，使用钝针从颊部外侧向 SOOF 内注射透明质酸，以恢复容量。之后对颞部进行治疗，同时观察对下睑及颊部外侧的连带影响。在上面部治疗的最后，对下睑皮肤较薄的部位进行治疗。虽然基本原则是自上而下治疗，但如果在颞部和额部等血管密集的部位注射时出现大面积内出血，会给后续治疗带来很大难度，因此延后该部位的治疗。

　　上面部和中面部的治疗结束后，开始进行下面部的治疗。为改善口角及轮廓，主要在下颌角周围进行注射，将组织向外、向上提升。颏部需一边微调注射量，一边确认形状。

🍃 **注射部位及制剂的种类、注射量：**

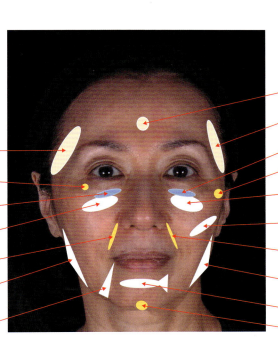

制剂 A'：1.5mL（骨膜上・25G 钝针）
制剂 B：0.1mL（骨膜上・27G 锐针）
制剂 C：0.2mL（皮下浅层・27G 钝针）
制剂 A：0.2mL（SOOF 内・27G 钝针）
制剂 B：0.3mL（皮下浅层・27G 钝针）
制剂 A：0.4mL（皮下浅层・27G 钝针）
制剂 A：0.15mL（皮下深层・27G 钝针）

制剂 A'：0.2mL（骨膜上・27G 锐针）
制剂 A'：1.2mL（骨膜上・27G 钝针）
制剂 C：0.15mL（皮下浅层・27G 钝针）
制剂 B：0.15mL（骨膜上・27G 锐针）
制剂 A：0.3mL（SOOF 内・27G 钝针）
制剂 A：0.35mL（皮下浅层・27G 钝针）
制剂 B：0.15mL（皮下浅层・27G 钝针）
制剂 A：0.4mL（皮下浅层・27G 钝针）
制剂 A：0.2mL（皮下浅层・27G 钝针）
制剂 B：0.3mL（骨膜上・27G 锐针）

合计：透明质酸 4mL，胶原蛋白制剂 0.35mL

🍃 **使用制剂：透明质酸**

制剂 A：乔雅登丰颜®（艾尔建日本）

制剂 A'：乔雅登丰颜®（艾尔建日本）稀释 3 倍

制剂 B：乔雅登极致®（艾尔建日本）

人源胶原蛋白

制剂 C：Humallagen®（Myco Science）

求美者的术前评估和治疗案例 20～39岁 I
求美者的术前评估和治疗案例 40～59岁 II
求美者的术前评估和治疗案例 60岁以上 III
填充剂与其他治疗的联合应用 IV
注射鼻整形术 V
近期流行的注射法 VI

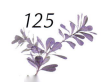

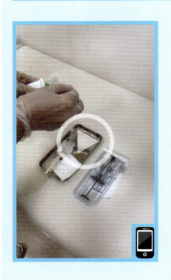

▶ 个人技巧 ▶

1 丰颜的稀释

▶ 视频 058（57 秒）

乔雅登丰颜®（以下简称"丰颜"）是一款很好推注的透明质酸制剂，但在上面部治疗中，当注射于疏松网状结缔组织内而非骨膜上时，可能会略有凹凸不平，需要 1 周左右才能变平整。因此，有时会为了让注射顺畅，与组织更好融合，会稀释其浓度，降低黏稠度。

通常将 1% 的 Xylocaine、生理盐水和丰颜等量混合，将丰颜稀释 3 倍。使用干净的三通和 3mL 以上的注射器将 Xylocaine、生理盐水和丰颜进行混合。至少需要混匀 10 次以上，确保没有空气进入注射器。

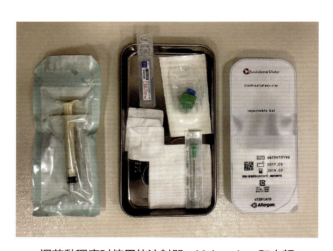

调节黏稠度时使用的注射器、Xylocaine 和丰颜

2 颞部的注射

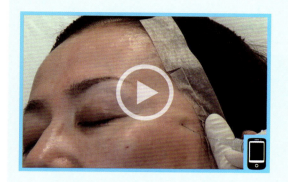

▶ 视频 059（60秒·倍速）

将经步骤1稀释后的丰颜注入颞部。使用钝针时，如果预计进针部位较为紧张，可事先对进针部位进行局部麻醉。在颞部，将钝针插入疏松网状结缔组织层内，注射透明质酸。稀释后的丰颜组织融合性好，不易形成团块。

3 睑颧沟的改善

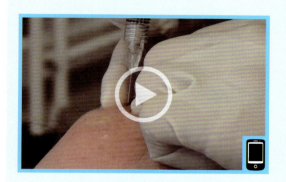

▶ 视频 060（29秒）

眶缘凹陷（睑颧沟，palpebromalar groove）很深时，用锐针在眶缘附近的颧骨骨膜上注射透明质酸。

外眦正下方有一个区域可避开 lateral SOOF，直接触及骨骼凹陷。从眼球侧往外侧方向，朝着该凹陷进针，在骨膜上注射 0.1mL 以下的剂量。

4 调整轮廓

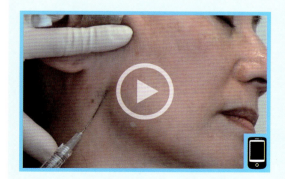

▶ 视频 061（60秒·2倍速度播放）

为了改善面部轮廓和下颌的松弛，在下颌角周围注射透明质酸。在下颌角附近取进针点，向耳前方注射，然后改变方向，进行皮下注射以调整轮廓线。

视频中使用的是 27G 钝针，但 27G 钝针容易弯，因此也可使用 25G 以下的针头注射。

I 求美者的术前评估和治疗案例 20~39岁

II 求美者的术前评估和治疗案例 40~59岁

III 求美者的术前评估和治疗案例 60岁以上

IV 填充剂与其他治疗的联合应用

V 注射鼻整形术

VI 近期流行的注射法

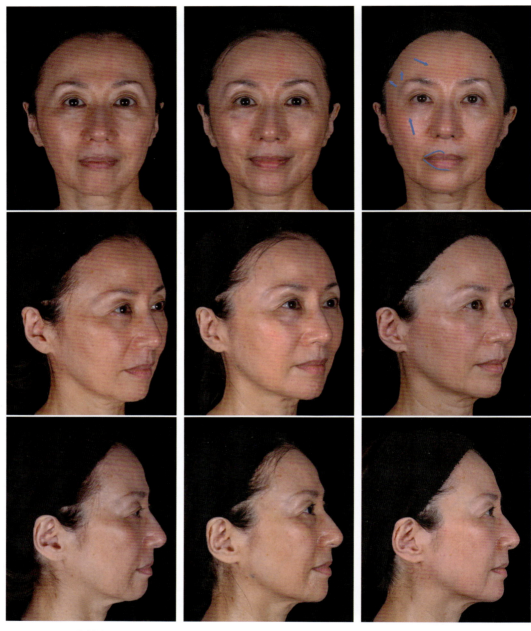

注射前　　　　　　　注射后即刻　　　　　　注射后3周

　　对颞部的注射改善了凹陷，使眉部上扬。额部中央虽然只使用了极少量稀释后的透明质酸，但额骨中央的凹陷变得平整。左侧颞部虽略显不足，但考虑到上面部只使用了1支透明质酸，从效果来说，整体改善较为均衡。虽然理论上稀释过的药剂会更快被吸收，但因为使用了足够的剂量，就算稀释后也能保持较好的效果。而且，求美者术后即刻能切实感受到包含稀释剂注射后的效果，对于注射需求总量较大的上面部治疗就会有心理准备，所以这种方法还能在一定程度上起到教育求美者的作用。

　　下睑眼眶周围的凹陷，如步骤 3 所示，在右下眼眶骨膜上注射的效果较好。

　　另外，面部线条在侧面观得到了很好的改善，但在正面观还有进一步调整的空间。这是由于对 60 岁的求美者仅使用了 3 支透明质酸，而且在下面部注射的部位和剂量较少所导致的，因此后续需要进一步治疗。

　　在本案例中，对嘴唇没有注射透明质酸，但因鼻唇沟的皮下注射，上唇的形态也略有改变。此外，颏唇沟的注射还改善了下唇的体积和形态。

建议

　　对于上面部的注射，如果选用凝聚力较低的透明质酸制剂，则不需要进行稀释。使用稀释后的丰颜的好处是，相比其他常用的低凝聚力制剂，稀释后的丰颜更容易注射，痛感降低，还可以模拟大剂量治疗，同时控制初诊费用。一般根据情况多使用不稀释的药剂，并不是每次都进行稀释。如果求美者不习惯上面部的治疗，应以以下顺序进行：①颧骨骨膜上的单部位锐针注射→②疏松网状结缔组织层的钝针注射→③额肌下的钝针注射。在②和③可进行稀释，这样不易产生"凹凸不平"的外观。

治疗价格

透明质酸

- 乔雅登丰颜®　3mL ···················· 260 000 日元
- 乔雅登极致®　1mL ····················· 60 000 日元

人源胶原蛋白

- Humallagen®　0.35mL ················ 32 000 日元

合计（不含税）352 000 日元

求美者的术前评估和治疗案例 20～39岁

求美者的术前评估和治疗案例 40～59岁

求美者的术前评估和治疗案例 60岁以上

填充剂与其他治疗的联合应用

注射鼻整形术

近期流行的注射法

编者评论

案例 15：60 岁＋，女性

　　睑颧沟外侧凹陷的人较多，其实只需少量注射就能有明显的效果（视频 060）。

　　在额部和颞部注射时，即便使用钝针谨慎注射，有时也会造成大面积的内出血。当注射部位因内出血而肿胀时，就很难确认术后效果，因此较安全的做法是改日再进行注射。

【岩城佳津美】

求美者的术前评估和治疗案例 20～39岁 Ⅰ

求美者的术前评估和治疗案例 40～59岁 Ⅱ

求美者的术前评估和治疗案例 60岁以上 Ⅲ

填充剂与其他治疗的联合应用 Ⅳ

注射鼻整形术 Ⅴ

近期流行的注射法 Ⅵ

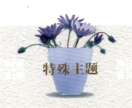

特殊主题

左右对称的重要性

　　左右对称是"完美轮廓"不可或缺的要素。自古以来西方世界十分重视对称美，著名的德国数学家赫尔曼·外尔（Hermann Weyl）还写了很多关于对称性的著作。

　　在我们周围，绘画、雕塑、室内装潢、装饰品等方面的对称设计随处可见。对称设计表现了和谐、稳定和美，人们能从中获得踏实感、信任感和安全感。这种对称手法在建筑中也经常使用。例如，希腊著名的帕特农神庙，建筑的轮廓是左右完全对称的，但细部的装饰（雕刻）却不是完全对称的。据说是由于太过完美的对称会让人感到乏味。但是，如果毫无轮廓对称性也不行，仔细观察后，发现也存在不对称的部分，这样才能增加建筑的丰富程度。

　　人的面部也是如此。动画片《哆啦A梦》中爱捉弄人的小夫就拥有一张不对称的脸。对称的笑容非常可爱，自然给人的印象也好。但如果只有

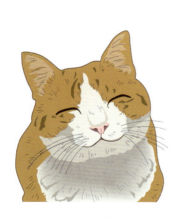
symmetry

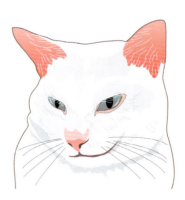
asymmetry

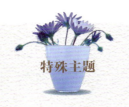

一侧脸笑，也就是不对称的话，即使是笑，也会给人一种讨厌的印象。

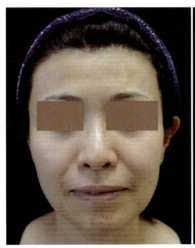
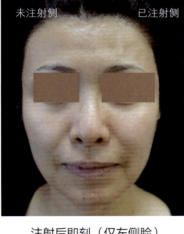

未注射侧　　　　　　已注射侧

注射前　　　　　　注射后即刻（仅左侧脸）

以下案例说明了轮廓对称的重要性。

注射前，可见轮廓存在左右差异（不对称）。左侧脸比右侧脸更松弛，因此根据右侧的轮廓进行了注射。注射部位见下页图示。

使用的填充剂是乔雅登丰颜®2支（2mL）和少量 Teosyal® Redensity II（0.3mL）。可以分别比较注射前后的左右两侧。未注射的一侧（右侧）前后完全相同。注射后的一侧（左侧），脸颊更加饱满圆润，眼下的阴影消失，颊部下垂也得到了提升。虽然右侧前后没有变化，但注射后面部整体却看起来更漂亮了。原因正是"轮廓对称"。在美学定义中，对称是王道！

只需塑造对称的轮廓，颜值就会大大提升。

求美者的术前评估和治疗案例　20～39岁　I

求美者的术前评估和治疗案例　40～59岁　II

求美者的术前评估和治疗案例　60岁以上　III

填充剂与其他治疗的联合应用　IV

注射鼻整形术　V

近期流行的注射法　VI

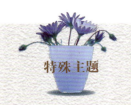
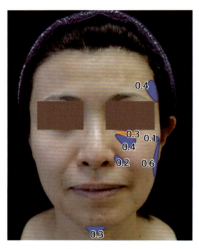

● 乔雅登丰颜®　　●Teosyal® Redensity II

后记：本人收到了该案例求美者的宝贵反馈。

"医生，我在健身房跑步时，注射后的左侧脸竟然不会晃啊"。

注射后，她在健身房一边照镜子一边跑步。没有注射的右脸随着跑步的震动而晃动，但注射过的左侧却被牢牢固定，即使在跑步也没有晃动。

近年来，我在学会上持续发表"早期（在下垂变严重之前）注射填充剂可以预防衰老"的观点。该案例就是支撑这一观点的宝贵依据之一。其客观地证明了，如果进行了解剖学上正确的注射，支持韧带和软组织就能被牢牢固定并维持。韧带松弛，下垂的软组织因重力持续晃动，会进一步加速韧带的退化。但是，如果用填充剂固定韧带和软组织，就能切实延缓退化。我每天都能从求美者身上学到很多东西。

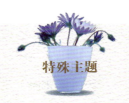

特殊主题

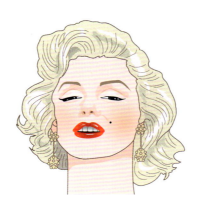

　　玛丽莲·梦露因轮廓对称而美丽，但左脸颊上的痣也为她增色不少。如果痣也是左右对称，右脸颊上也有痣的话，就不会觉得美，反而有一种奇怪的感觉。就像前面提到的帕特农神庙一样，保持轮廓的左右对称，但其中又包含某些不对称的要素，可以增添美感。

【岩城佳津美】

求美者的术前评估和治疗案例 20～39岁 Ｉ

求美者的术前评估和治疗案例 40～59岁 Ⅱ

求美者的术前评估和治疗案例 60岁以上 Ⅲ

填充剂与其他治疗的联合应用 Ⅳ

注射鼻整形术 Ⅴ

近期流行的注射法 Ⅵ

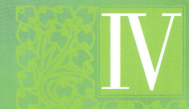

IV

填充剂与
其他治疗的联合应用

仪器与填充剂注射

宫田整形外科·皮肤科
宫田 成章

前言

目前，针对面部的松弛，不仅有填充注射，还有埋线、设备等多种治疗方式。每种治疗都有其特点，了解它们的优缺点并进行灵活应用非常重要。

各种治疗的区别

填充剂不仅用于局部增容，近年来通过各种注射手法还被用于改善面部整体形态。比如对因老化而导致的深层组织的萎缩进行填充，使轮廓年轻化，还有利用肌肉和韧带而获得提升效果的注射手法。埋线提升则有直接的拉力和支撑力，使组织整体提升，线体的组织刺激性还能改善肤质。

各种设备的主要作用原理是热效应。不过，其程度各不相同，大致可分为 3 种理论和作用机制。

> （1）强热效应导致的组织破坏及修复与重建。
> （2）轻度热效应导致的炎症及其伴随的组织体积增大、刺激和促进组织重建。
> （3）长时间的热作用导致的微循环改变和肤质改善。

1. 强热效应导致的组织破坏及修复与重建

此类设备是利用足以导致组织变性的高热能对组织进行破坏，促使组织自我修复，即利用创伤治愈机制下的重建效果。由于对组织有一定的损伤，因此也伴随相应的疼痛。热能损伤能够促进皮肤胶原蛋白、弹力蛋白及皮下纤维组织的再生，具有紧肤效果。代表性仪器有使用射频的 Thermage CPT（Solta medical，热玛吉）、使用近红外线的 Titan（CUTERA，泰坦）。

此外，如果加热至深层，使浅表肌肉腱膜系统（superficial musuclo-aponeurotic system，SMAS）为主的面部筋膜产生热变性，就能在修复过程中使其收紧。例如，使用高强度聚焦超声波（high intensity focused ultrasound，HIFU）的 Ulthera system（Merz，超声刀）。此类仪器不会在皮肤表层产生热效应，不会结痂，但热变性效应有时会导致术后肿胀和疼痛。

2. 轻度热效应导致的炎症及其伴随的组织体积增大、刺激和促进组织重建

此类设备虽然不会明确导致组织变性，但也能对组织产生一定程度的热效应。热能会导致与肿胀略有不同的组织体积增大（膨化），进而有即刻紧致和提升效果，而随之而来的炎症反应会长期促进皮肤新生胶原蛋白和弹力蛋白。许多近红外光、激光和射频仪器都是这一原理。

在大多数情况下，由于这是一种选择性热效应（光热效应或阻抗差热能），并且不会产生明确的组织变性，因此不会有肿胀或结痂等恢复期，术中也不会有剧烈疼痛。但是，单次治疗效果不明显，需通过疗程逐渐达到效果。

3. 长时间的热作用导致的微循环改变和肤质改善

此类设备主要产生深层加热。通过长时间进行不会导致组织变性的低温热刺激，激发热休克蛋白的产生，长期改善皮肤结构。此外，由于加热的不仅是表层，还有深层组织，因此机体的生物活性会得到增强，毛细血管和淋巴系统的微循环也会得到改善。比如聚焦射频仪器 Accent XLi（Alma lasers，热拉提）、Endy med Pro（Endy Med Medical）和 Exilis（BTL Industries）等。

在大多数情况下，治疗过程中没有痛感，也没有结痂或发红等恢复期，是求美者最容易接受的治疗方式。同样，一次治疗效果不明显，是需要长期维养、持续治疗的设备。

当然，并不能将所有仪器都简单地归为以上3类，有些仪器有多种作用机制，有些仪器介于2种机制之间。此外，仪器不同，能量来源、振荡频率、输出等也不同，因此靶组织、加热深度、加热温度、强度和维持时间等方面也不尽相同。必须正确理解每种仪器的原理后才能进行操作。

在学术会上经常将注射、埋线、设备进行比较，讨论各自的优劣。但在临床中，比起逐一评判各种治疗方式的效果，提高求美者满意度是一个更为现实的问题。因此，并非是选择单一的治疗，而应考虑将多种方法结合起来，进行综合治疗。这一点对于应用设备进行治疗尤为重要。设备不是魔法，也不是"不开刀的拉皮手术"。对于期望温和效果的求美者，可以作为抗衰的一种方式。对于希望预防老化，或能够接受美丽地老去的求美者，可以考虑以预防为主的设备单独重复治疗。但是对于要求明显变化的求美者，单纯的设备治疗是不够的（当然，也有一部分求美者表示"抗拒注射和埋线"这类异物和"怕疼"等，对此可以采用设备进行治疗）。

最重要的是，不同治疗方法所取得的效果不尽相同。面部衰老的机制非常复杂，有萎缩、下垂、弹性变化等各种复杂因素。仅用一种方法并不能解决所有问题。在最合适

求美者的术前评估和治疗案例 20～39岁 I

求美者的术前评估和治疗案例 40～59岁 II

求美者的术前评估和治疗案例 60岁以上 III

填充剂与其他治疗的联合应用 IV

注射鼻整形术 V

近期流行的注射法 VI

的部位采用最合适的方法，再将各部位结合，才有可能综合改善老化，并且优势互补。特别是即使单项治疗的效果不明显，只要从整体上改善了面部由浅至深的各个层次，就能获得更加自然的年轻化效果。

在笔者所在的医疗机构，常运用多种方法进行联合治疗。在考虑到风险的情况下，对必要的部位采取必要的手段，在一天内同时进行填充剂、埋线和设备治疗，是笔者习惯采用的方式。本节将详细介绍填充剂与设备的联合治疗。

常用设备及其原理

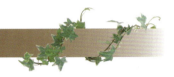

在与填充剂联合治疗时，主要使用上文所介绍的强热效应仪器。因填充剂的效果可维持6~12个月，所以与其选择效果短暂、需要反复治疗的仪器，不如使用单次治疗即可见效且维持时间较长的设备，更适合同一天进行联合治疗。一般选用可破坏组织使其重建的设备，如单极射频热玛吉、高强度聚焦超声仪器超声刀。目的是获得明显的外观改变。

如果需要进行可以产生长期预防效果的治疗，则使用上文介绍的温和热效应仪器。这种治疗不仅注重短期效果，还能提高生物活性，注重预防。然而，仅凭这一点还不足以提高满意度，因此需要配合局部注射填充，以提供客观效果。

具体来说，每隔1~2个月使用温和热效应仪器进行一次治疗，然后每隔6~12个月进行一次填充治疗。该治疗方案无法一天内做出极为明显的改变。虽然它属于偏保守的治疗，不会有明显的变化，但适合那些不满足于仅仅是预防性治疗的求美者。由于求美者不期望剧烈改变，因此注射量也非常少。对于这种情况，笔者所在的机构主要使用热拉提和 Gentle max PRO（Syneron-Candela）的 Nd:YAG 波长。

下面将详细解释每种设备的原理。

热玛吉

热玛吉利用6.75MHz的单极射频加热组织。虽然是利用射频特性进行导电加热，但是在接触面上使用了特殊薄膜，所以可以达到接近焦耳热的热量。也就是说，可以不依靠带电组织，就能剧烈加热纤维组织（真皮层和皮下脂肪层中的纤维隔），从而产生热变性导致的即刻收缩效应，同时启动创伤愈合反应，促进组织修复重建。

临床可见三维收紧效果，求美者通常会感觉到"脸变小了"。主要表现为轮廓线的紧致。

超声刀

这种 HIFU 设备从 transducer（超声换能器）发射超声波，换能器拥有像凹面镜一样的发射面，并将超声波聚焦在一个焦点上，产生局部热消融（图 1）。

焦点被设计为距离皮肤表面 1.5mm、3mm 和 4.5mm 的深度，以便分别针对真皮层、真皮下和 SMAS 等进行加热。在与注射联合治疗时，作者主要使用 4.5mm 的深度，目的是提升 SMAS。此外，与超声断层扫描系统相同，在操作过程中，可以看到照射的深度。针对 SMAS 和真皮层照射时，有时需要按压，有时则轻轻接触即可。

照射后会有几天轻微的痛感。大约 1 个月后会感觉到提升。临床上称这种效果就像"扎马尾"。

热拉提

热拉提与热玛吉一样是射频设备，但频率高达 40.68MHz。有两种探头：bipolar 模式（双极）和 unipolar 模式（无须负极板的单极）。能量模式被称为 radiative，是射频特有的导电加热，与微波炉原理相同，通过使组织中的水分子振动而加热组织。

加热深度由射频相位精准控制至真皮层、皮下组织，而皮肤表面加热程度较轻。能量不强烈，作用温和，不会发生明显的热变性。

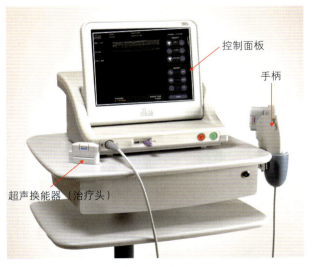

控制面板

手柄

超声换能器（治疗头）

图 1　超声刀

第 I 章　求美者的术前评估和治疗案例 20~39 岁

第 II 章　求美者的术前评估和治疗案例 40~59 岁

第 III 章　求美者的术前评估和治疗案例 60 岁以上

第 IV 章　填充剂与其他治疗的联合应用

第 V 章　注射鼻整形术

第 VI 章　近期流行的注射法

该激光设备虽主要用于脱毛，但实际上有多种用途，可成为医美机构治疗的主力。它拥有 755nm 翠绿宝石激光波长和 1064nm Nd:YAG 激光波长。脉宽属于以毫秒为主的长脉宽激光。为提高组织活性、增加胶原蛋白等细胞外基质，使用脉宽为 0.4～0.45ms 的 Nd:YAG 波长，以低功率、高赫兹进行照射。

Nd:YAG 激光对黑色素和水的吸收率低，因此穿透深度较深，主要加热真皮层。

作者所在的机构在同一天使用热玛吉或超声刀进行联合治疗，在这 2 种仪器的治疗量上，超声刀约占 90%。就效果而言，热玛吉并不逊色，但其最大的问题是有耗材成本。

两种仪器均有耗材，超声刀的成本取决于发数，而热玛吉不论发数，每位求美者都有固定成本。也就是说，如果超声刀发数少，成本就可降低，继而可以控制治疗费用。与单独治疗相比，联合治疗时超声刀的治疗区域更小，发数也用得少（理由见下），因此多选择超声刀进行治疗。

联合治疗的原理·搭配方式－与注射并用的优势

设备，尤其是热效应强的设备的一个特点是"收紧皮肤和 SMAS"。这是填充剂无法达到的效果，而且还会伴随组织的器质性改变。另外，设备对因衰老而萎缩的组织也无法进行增容。

面部的结构并非均一，而是非常复杂的。骨组织、深层脂肪组织、表情肌、筋膜、支持韧带、浅层皮下组织、皮肤等都会随着年龄的增长而发生各种变化。比起仅用一种方法来"年轻化"，合理的做法是针对不同组织和不同状态，选择适合它们的治疗并组合到一起来获得完整的效果。但是，不应盲目地将各种治疗方法结合，而是要制定一个相辅相成的治疗方案，以实现自然地改善。

笔者经常向求美者解释，面部形态的改变和衰老，包括皮肤和浅层脂肪组织的下垂、松弛，以及骨骼和软组织的萎缩，是两者相互作用的结果。因此，单纯的提拉和增容是不够的。即使采用填充剂来获得提拉效果，也无法对皮肤和浅层脂肪组织的松弛起效，而设备又往往达不到三维立体的改变。一般来说，年轻的面部轮廓是心形的。当然，面部会产生各种老化现象，但是简而言之，颊部略微增容，轮廓和颊外侧线条清晰，就会显得年轻。

另外，对于那些不想改变容貌、以抗衰为目的的求美者来说，治疗更多的是帮助他们美丽体面地老去，而不是阻止他们衰老。

因此，填充剂的注射量虽然很少，其他人无法察觉，但求美者自身却能感受到变化。在设备选择方面，相比具有明确热效应的设备，宜使用提高生物活性的设备，以长期控制面部的老化情况。

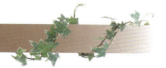

联合治疗的思路

面部分区治疗

对于面部的不同部位，填充剂和设备的效果也不同。有一种常用分析方法将面部横向分为5个部分：内侧、（左、右）中间和（左、右）外侧。此外，将面部又纵向分为上、中和下3个部分，形成图2所示的分区（额部不进行横向分区）。

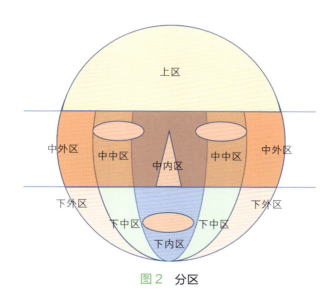

图2 分区

在上区（额部），填充剂将整体片状增容，设备则进行提升。

在中外区，通过深层注射填充剂来固定和提升颧骨韧带。在颧弓骨膜上注射，可产生收紧感。虽然很多文献主要记录的是该区域的韧带，但作者认为在眼轮匝肌外侧缘的肌肉（被称为颧肌），下方注射，提升效果更好（图3）。设备可以紧致该区域的皮肤。

在中中区，通常使用填充剂恢复萎缩的颧骨。颧骨从正面及侧面都会给人一种衰老的感觉，因此要根据其形状进行塑形。此外，该区域存在大量与面部老化相关的表情肌，通过上提该部位，给予肌肉张力，产生提升和阴影效果，看起来自然又年轻。

中内区不会产生明显下垂，但如果鼻部形状出现老化特征，也可考虑注射少量填充剂。

求美者的术前评估和治疗案例 20～39岁

求美者的术前评估和治疗案例 40～59岁

求美者的术前评估和治疗案例 60岁以上

填充剂与其他治疗的联合应用 Ⅳ

注射鼻整形术

近期流行的注射法

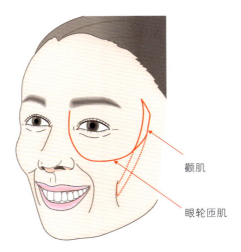

图3　颧肌的走行方向
眼轮匝肌外侧向下与颧骨肌群融合。

下外区是设备治疗最有效的区域。SMAS 和皮肤等结构会因热能而重建，达到收紧和提升的效果，改善该区域的形态。SMAS 是这一区域最强韧的结构，提升 SMAS 是基于与外科除皱手术相同的 SMASectomy 理论，因此积极进行设备治疗非常重要。

在下中区，与下外区一样，仪器也有效，但由于该区域皮下脂肪组织下垂较明显，因此效果稍差。在脂肪层下垂较强的部位，如木偶纹、鼻唇沟、口角等部位，应考虑直接注射填充剂。

下内区是老化明显的区域。颏部由于骨萎缩导致下唇下方凹陷，下颌形状变圆润。颌下松弛也很明显。主要利用填充剂来矫正骨萎缩，就能获得明显的改变，因此宜积极注射填充剂。在颌下区域，单纯注射也可改善外观，但如果通过设备治疗来达到紧致的效果，满意度会更高。

🌿 综合治疗，实现全面效果

在理解上述内容的基础上，可以将有强热效应的设备和填充剂在同一天进行治疗。因设备在中面部效果不佳，所以并非像单独治疗那样操作整个面部，而是主要治疗颊部外侧及下部、颌下区、颞部和额部。设备治疗最适合紧致提升面部线条。从限制照射区域、控制治疗成本这一点考虑，超声刀是联合治疗的首选设备。填充剂在中面部和颏部正中央的效果最佳，尤其是矫正颏部正面的萎缩后，还可获得提升效果，塑造"心形"的面部轮廓，让人看起来更年轻。

少量使用填充剂，加上充分利用各种设备，可以获得较为自然的面部外观。了解设备和填充剂各自的效果，并在两者之间取得平衡，不过度矫正，但却使面部看起来年轻，才能真正提高求美者的满意度。

开始这种治疗的年龄因人而异。一般来说，35 岁以上是客观来看需要注射填充剂的年龄。对于各种设备，如果求美者太年轻或年龄太大，则没有太大的效果。因此建议针对 35 岁以上至 60 岁左右的求美者进行治疗。但是，能够提供温和热效应的设备可以改善淋巴循环，提高生物活性，有抗衰的作用。因此，如果单独使用，可以从 25 岁左右开始治疗。

在设备治疗的基础上，局部小剂量注射填充剂，从预防和客观效果两方面都能达到让求美者满意。进行长期持续治疗是一种最理想的状态，10 年后求美者依然保持年轻的状态，这样的效果才最重要。当然，仅靠设备治疗无法完全阻止皮肤的下垂和松弛。就像泄了气的气球一般，深层组织会持续萎缩，仅仅纠正老化造成的松弛是无法保持年轻的。因此要向求美者解释，不过量但适量地注射填充物是非常必要的。当然，追求微调的求美者往往不愿意接受这样的改变，不应强迫他们，而应该以通俗易懂的方式向他们详细解释老化现象，然后请求美者自行选择。

多数亚洲人不希望自己的容貌发生巨大的变化。在年轻化治疗领域，适度地进行每项治疗，综合实现效果的联合治疗方法，相信今后将备受关注。

求美者的术前评估和治疗案例 20～39 岁

求美者的术前评估和治疗案例 40～59 岁

求美者的术前评估和治疗案例 60 岁以上

填充剂与其他治疗的联合应用 IV

注射鼻整形术 V

近期流行的注射法 VI

145

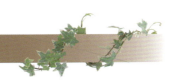
【案例1】43岁，女性

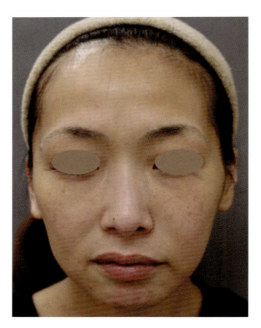

治疗前

● **主诉：** 面部整体老化。没有指定部位，希望进行整体性改善。

● **术前评估与治疗方案：**

面部消瘦，无明显松弛。但瘦削的颊部不仅显老，还显得面部"无精打采"。整体轮廓线也有松弛。

由于求美者脸瘦，因此要避免突兀的饱满感，以调整轮廓为目的进行注射。首要任务是保持原有的消瘦脸型。此外，通过注射使圆润的下颌变得精致，并配合超声刀提升下外侧区域，使面外侧和面下部看起来更加紧致。

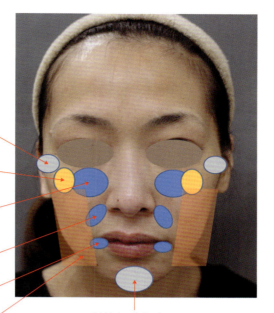

制剂 A：左右各 0.2mL
（骨膜上·27G）

制剂 B：左右各 0.15mL
（骨膜上·27G 钝针）

制剂 C：左右各 0.5mL
（SOOF·27G 钝针）

视频 062
制剂 C：左右各 0.3mL
（皮下浅层·27G 钝针）

制剂 C：左右各 0.1mL
（皮下浅层·27G 钝针）

超声刀 4.5mm 治疗头
0.9J：左右各 70 发

制剂 A：0.6mL
（骨膜上·27G 钝针）

合计：填充剂 3.1mL，超声刀 140 发

● **使用制剂**： 制剂 A：RADIESSE® (Merz)，颏部、颧骨上

制剂 B：CLEVIEL® PRIME (Aestura)，颊部

制剂 C：乔雅登丰颜® (艾尔建日本)，颊部、鼻唇沟、口角

● **术后评估**： 术后即刻填充效果明显。该案例没有进行补充注射，2 个月后效果略有减弱。但是，仪器治疗的效果显现，可见面部线条提升。

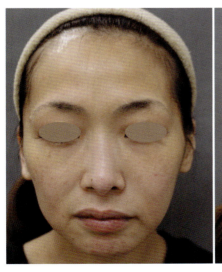

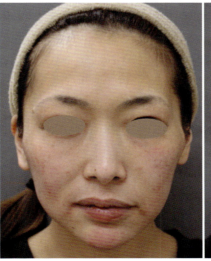

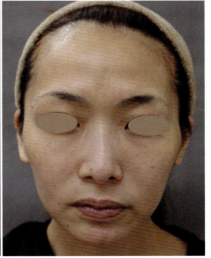

治疗前　　　　　　　　　　　治疗后即刻　　　　　　　　　　治疗后 2 个月

求美者的术前评估和治疗案例 20～39岁

求美者的术前评估和治疗案例 40～59岁

求美者的术前评估和治疗案例 60岁以上

填充剂与其他治疗的联合应用 Ⅳ

注射鼻整形术 Ⅴ

近期流行的注射法 Ⅵ

147

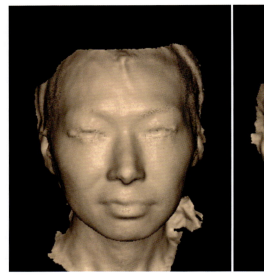
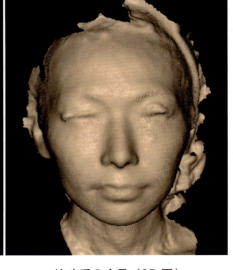

治疗前（3D 图）　　　　　　　治疗后 2 个月（3D 图）

采用三维图像（3D Life Viz® Mini：Quantificare）在 cray 模式下对比分析，可见颊部提升，轮廓线紧致。

临床照片通常会因下颌抬高或降低等角度不同而给人不同的印象，但通过拍摄 3D 照片并进行比较，就可以做出客观的判断。

●技巧要点：

为了避免热能的影响，在注射填充物之前要先进行超声刀照射。对于消瘦的求美者，针对 SMAS 及其上方的颧骨韧带进行照射非常重要。也就是在颧弓周围进行加强，从而产生提升效果，感觉轮廓清晰。左右颊均以 70 发为标准。

在颊部正面，在骨膜上平铺乔雅登丰颜®，以补充容量。在颊部稍外侧于骨膜上注射少量质地更硬的 CLEVIEL® PRIME。这样既不会显得过于圆润，又调整了面部外观。鼻唇沟和口角的凹陷进行适量注射，使凹陷稍微变浅即可，以达到平衡。此外，在颏部的斜下前方注射 RADIESSE®，以改善鼻尖至颏顶点的连线（美容线）。特别是在联合设备的治疗中，矫正颏部形状是非常重要的。求美者通常对联合治疗的期望值很高，如果想仅通过设备改善下面部，由于其他部位会有填充的即刻变化，而设备却不会立刻见效，因此有可能导致满意度下降。

最后观察整体比例，在颧弓骨膜上注射 RADIESSE®，以进一步提升颊部外侧。这样不仅颧骨韧带被提升，由于在较大范围内注射了偏硬的填充剂，也使颧肌得到改善。

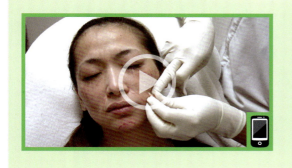

▶ 视频 062（84 秒）：颊部注射（丰颜）

为了补充面部消瘦的容量，首先在预计注射部位的末端取进针点。用 25G 针头在皮肤上确定进针点，再用 27G 钝针插入 SOOF 稍上方，稍微剥离后用扇形注射法进行注射。

求美者的术前评估和治疗案例 20～39岁 Ⅰ

求美者的术前评估和治疗案例 40～59岁 Ⅱ

求美者的术前评估和治疗案例 60岁以上 Ⅲ

填充剂与其他治疗的联合应用 Ⅳ

注射鼻整形术 Ⅴ

近期流行的注射法 Ⅵ

【案例 2】49 岁，女性

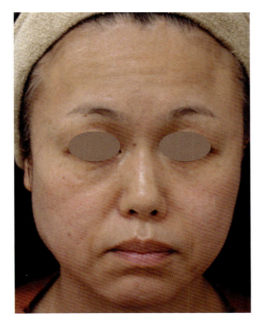

治疗前

● **主诉：** 与年轻时相比，脸形变圆、下垂。希望得到不被人看出来的自然效果。

● **术前评估与治疗方案：**

与案例 1 完全相反，脸部圆润，有一定容量。考虑到整体比例，下面部的容量相对较少。对圆脸的人进行全脸均匀注射会使面部看起来更大。因此，在注射填充剂时，要少量平铺，使面部平整而不是肿胀。此外，为了达到颊部外侧和下面部的紧致效果，对颊部进行注射，并用仪器收紧颊部外侧。

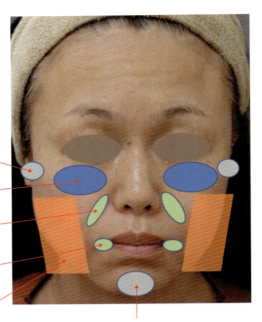

制剂 A：左右各 0.1mL
（骨膜上·27G 钝针）

制剂 B：左右各 0.4mL
（骨膜上·27G 钝针）

制剂 C：左右各 0.3mL
（皮下浅层·27G 钝针）

制剂 C：左右各 0.1mL
（皮下浅层·27G 钝针）

超声刀 4.5mm 治疗头
1.0J：左右各 90 发

视频 063
制剂 A：0.6mL
（骨膜上·27G 钝针）

合计：填充剂 2.4mL，超声刀 180 发

● **使用制剂**：制剂 A：RADIESSE®（Merz），下颏、颧弓上

制剂 B：乔雅登丰颜®（艾尔建日本），颊

制剂 C：瑞蓝·丽提®丽多™（高德美），鼻唇沟、口角

● **术后评估**：术后即刻，填充剂使面部变得平整。与案例 1 一样，该求美者也没有进行补充注射，

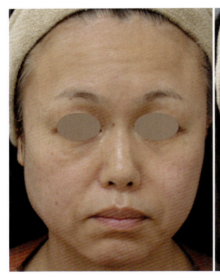
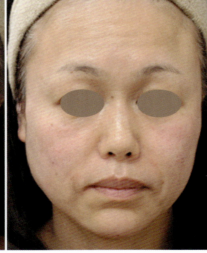
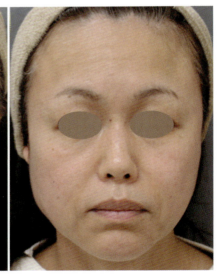

治疗前　　　　　　　　治疗后即刻　　　　　　　　治疗后 2 个月

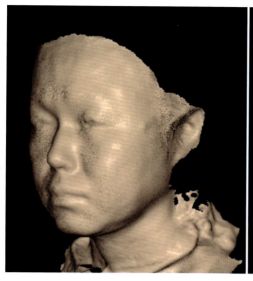
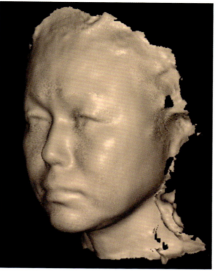

治疗前（3D 图）　　　　　　　　　治疗后 2 个月（3D 图）

2 个月后，设备治疗的效果显现，可见面部线条提升，给人一种紧致的感觉。

上图为三维图像（3D Life Viz® Mini）cray 模式下的对比照片。面部圆润，从斜侧位图像中明显可见颊部提升的效果。

● 技巧要点：

对于圆脸的求美者，使用超声刀 4.5mm 深度的治疗头，大面积照射强韧的 SMAS 区域。与案例 1 不同，本次尽可能均匀地照射 SMAS 整体，以产生大于提升的紧致效果，因此使用能量更强、发数更多。

为了使颊部正面不前凸，沿着深层骨骼轮廓进行薄且均匀的注射，也就是注射层次为骨膜上。因容量缺失并不明显，应避免过度增容。此外，口角和鼻唇沟使用瑞蓝·丽提® 丽多™ 进行治疗。该制剂的特点是片状扩散，可自然提升。颏部下方注射 RADIESSE®。由于是圆脸，因此仅注射于骨膜上深层，使颏部不会过尖，塑造流畅的形状。由于 RADIESSE® 的水分和甘油会在注射后几天内代谢，与组织相融，因此注射量要稍大。这些注射可为下面部增加容量感。

另外，该案例还使用了设备强化颊外侧紧致效果。如果圆脸想要变成小脸，就不应丰满脸颊，而是需要考虑注射剂的合理分配。

求美者的术前评估和治疗案例 20～39 岁 I

求美者的术前评估和治疗案例 40～59 岁 II

求美者的术前评估和治疗案例 60 岁以上 III

填充剂与其他治疗的联合应用 IV

注射鼻整形术 V

近期流行的注射法 VI

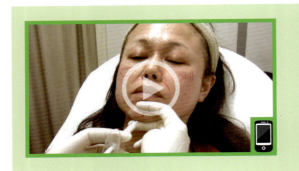

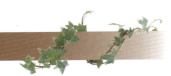

视频 063（47 秒）：颏部注射

用手指捏住颏部正中间，模拟注射后的效果，然后用 27G 锐针抵住骨膜，将 RADIESSE® 注入颏部中央。由于求美者颏部相对较大且平坦，因此不是多层注射，而是只进行骨膜上注射，注射的同时应查看皮肤是否有淤血。

与注射剂联合治疗的优势

注意适当的注射量

如上所述，仅使用设备单独治疗所能达到的效果是有限的。填充剂对皮肤的重塑效果也很有限。因此，通过两者互补，可以减少填充剂的用量。在使用设备就能达到效果的情况下，贸然使用填充剂有时会造成不自然的外观，必须避免这种情况发生。

近年来，不断有报告对面部过度填充综合征，即过度注射填充剂提出警告。在国外，过度填充的面颊被称为 "pillow face"（枕状脸），意指面颊鼓胀的状态。对于长期注射的求美者来说，尤其如此。事实上，填充剂需要相当长的时间才能完全吸收。然而，当效果相对减弱时，求美者往往会认为填充剂已被完全吸收。由于求美者事先被告知维持半年到 1 年左右，因此他们不管效果是否消失，都会说"已经过半年了，想要追加"。如果求美者已经多次注射，他们比较的就不是最初注射前的自己。即使多次注射后导致面部鼓胀，求美者也只会记得最后一次注射前的样貌。虽然其他人可能会觉得奇怪，但求美者自己并没有意识到这一点。

当然，如果在准确部位使用了准确剂量，就不会显得填充过度。这并不是否定大剂量注射，而是注射时要考虑正确的解剖学知识和老化现象，这一点非常重要。而且，过度注射不仅影响外观，还需注意安全性。乔雅登®（艾尔建日本）制剂的说明书明确记载，注射量应控制在每年每 60kg 体重的求美者少于 20mL。例如，如果求美者体重为 45kg，则每年的剂量为 15mL。如果第一次注射约 7mL，补针用了 1mL，如果半年后再注射 7mL，就已达到每年的最大安全剂量。也就是说，下次应在第 365 天后再进行治疗。每半年注射 5mL 的剂量也是如此。对于体重更轻的求美者，上限要求就更为严格了。

🍃 常规考虑联合设备治疗

　　一般认为填充剂会被完全吸收，但在临床中，经常发现数年后填充剂仍然残留的案例。因此，安全剂量应该有所降低。事实上，也确实有迟发性过敏反应和包膜感染等的相关报告。此外，还有一些关于 BDDE（透明质酸凝胶所需交联剂）安全性的负面意见。因此，考虑以最小剂量使用填充剂，并结合不会引起异物反应的治疗方法（如各种设备），是十分必要的。

　　然而，任何治疗都有风险。毋庸置疑，首要任务是在必要的部位正确注射填充剂，以此来提高求美者的满意度，而不是因有风险就盲目回避注射。

　　与单纯使用填充剂相比，联合设备治疗不仅有即刻效果，数月后也能持续改善。填充剂在注射后即刻发挥最大效果，而设备的效果则是逐渐产生的。这也能避免因填充剂效果渐弱而频繁追加注射的情况。

未来的展望

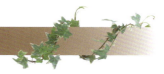

　　在填充剂领域，最近出现一些制剂可以刺激皮肤（bio-stimulation），促进胶原蛋白等的新生。虽然在日本才刚刚起步，但是如果与设备联合治疗，通过设备热效应激发皮肤的创伤愈合机制，可以进一步促进填充剂的生物刺激作用。这样以设备为前提的填充剂治疗方法等很有可能应运而生。

　　此外，设备的能量原理基本上都已被发现，很难想象今后会有大量创新型设备出现。各种综合疗法将成为未来的主流。

I 求美者的术前评估和治疗案例 20～39岁

II 求美者的术前评估和治疗案例 40～59岁

III 求美者的术前评估和治疗案例 60岁以上

IV 填充剂与其他治疗的联合应用

V 注射鼻整形术

VI 近期流行的注射法

F 要点——个人技巧和原则

使用设备时只要了解理论及其效果，就可以预期治疗后的结果。因此重要的是判断求美者是否属于适应证。虽然也需要细致的手法，但是"用头脑思考"是影响设备效果的关键。如果随便治疗或让非医务人员操作，求美者的满意度就会下降。反之，只了解理论，照搬制造商的规程进行操作，也不会有极好的效果。应针对每位求美者，根据其面部解剖结构，考虑需要重点治疗的部位。

另外，就填充剂而言，需要精细的手法，但更重要的是要了解每位求美者面部组织的老化情况再进行治疗。每年学会上都会介绍各种新的方法，懂得取其精华也十分重要。

注射技术最重要的是通过注射针传递的手感来判断针尖在哪一层次，是在肌肉下还是在骨膜上。即使知道注射部位、使用制剂和剂量，但如果手法操作不当，效果也会减弱。

本人对联合治疗的看法是，用正确的方式治疗正确的部位，同时倾听求美者的诉求，不要矫枉过正。个人的理念是以最小的创伤达到治疗效果。尤其是不要形成过度填充综合征，应找到适当的平衡点。这并不是否定大剂量使用。如果有必要，经常也会给求美者注射较大的剂量。重要的是在必要的部位使用必要的剂量，不是量多或量少的问题。大量注射自然变化就大，但应始终考虑是否真的有必要，毕竟填充剂是异物，应该尽可能以少量注射为宜。

本人不建议仅靠填充剂来改善皮肤松弛。应时刻考虑可以联合各种设备作为治疗手段，这是本人治疗的基本原则。

文献　[1]宫田成章：各種治療機器．イチからはじめる美容医療機器の理論と実践，pp55-78，全日本病院出版会，東京，2013.

[2]今泉明子：ヒアルロン酸の注入手技②；私の考え方．Non-Surgical 美容医療超実践講座，宫田成章編，pp289-300，全日本病院出版会，東京，2017.

[3]Zufferey JA: Is the malaris muscle the anti-aging missing link of the midface? Eur J Plast Surg 36: 345-352, 2013.

[4]Park JT, Youn KH, Hur MS, et al: Malaris muscle, the lateral musclar band of orbicularis ocli muscle. J Craniofac Surg 22: 659-662, 2011.

[5]Lim TS: Facial overfilled syndrome complications of inappropriate filler delivery. PRIME J: 35-42, 2018.

[6]岩城佳津美：過矯正警報発令中！　フェイシャル・フィラー；注入の極意と部位別テクニック，pp64-70，克誠堂出版，東京，2017.

[7]ジュビダームビスタ®ボリューマ XC 添付文書．アラガンジャパン社，2016.

[8]Parsek M, Singh PK: Bacterial biofilms: an emerging link to disease pathogenesis. Annu Rev Microbiol 57: 677-701, 2003.

[9]Funt D, Pavicic T: Dermal fillers aesthetics: an overview of advertise events and treatment approaches. Clin Cosm et Invest Dermatol 6: 295-316, 2013.

[10]Foureman P, Mason JM, Valencia R, et al: Chemical mutagenesis testing in drosophilia IX. Result of 50 coded compounds tested for the national toxicology program. Environ Mol Mutagen 23: 51-63, 1994.

案例16：仪器与填充剂注射

　　用填充剂补充萎缩的容量，用紧致设备收紧下垂组织，在两者之间找到平衡非常重要。此外，为了同时进行这两种治疗，对于医疗机构来说，需要引进多种紧致设备，而对求美者来说，联合治疗费用更高，这也是一个值得探讨的问题。

【岩城佳津美】

Ⅰ 求美者的术前评估和治疗案例 20～39岁

Ⅱ 求美者的术前评估和治疗案例 40～59岁

Ⅲ 求美者的术前评估和治疗案例 60岁以上

Ⅳ 填充剂与其他治疗的联合应用

Ⅴ 注射鼻整形术

Ⅵ 近期流行的注射法

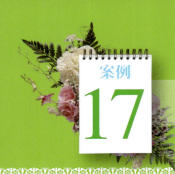

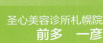

圣心美容诊所札幌院

前多 一彦

前言 富血小板血浆（platelet rich plasma，PRP）含有各种生长因子，可促进组织修复，因此应用广泛。但是在医疗美容中，单用 PRP 仅可改善肤质，不能改善深皱纹和凹陷。因此，在 PRP 中加入适量被广泛用于治疗慢性皮肤溃疡和烧伤的碱性成纤维细胞生长因子（basic fibroblast growth factor，bFGF），就可以有效促进真皮层和脂肪层组织增生。

目前，根据 2014 年 11 月 25 日开始实施的《关于确保再生医疗等安全性的法律》，进行 PRP 治疗需要申请许可和提交计划书，并获得医疗行政部门的批准，还需要定期报告治疗情况。

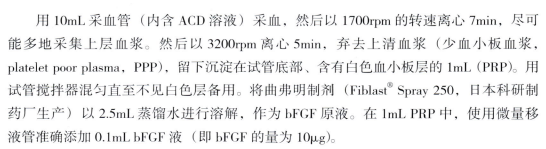

PRP（添加 bFGF）的制作流程

用 10mL 采血管（内含 ACD 溶液）采血，然后以 1700rpm 的转速离心 7min，尽可能多地采集上层血浆。然后以 3200rpm 离心 5min，弃去上清血浆（少血小板血浆，platelet poor plasma，PPP），留下沉淀在试管底部、含有白色血小板层的 1mL（PRP）。用试管搅拌器混匀直至不见白色层备用。将曲弗明制剂（Fiblast® Spray 250，日本科研制药厂生产）以 2.5mL 蒸馏水进行溶解，作为 bFGF 原液。在 1mL PRP 中，使用微量移液管准确添加 0.1mL bFGF 液（即 bFGF 的量为 10μg）。

在即将注射前，用微量移液管加入 0.1mL 氯化钙（1mEq/mL）以激活血小板，并充分混匀，使总剂量达到 1.2mL。加入氯化钙后，会在几分钟内凝固，因此必须注意注射时间。

求美者数：13021 例	总治疗部位数：46140 部位	
女性 12144 例	下睑：12256 例	法令纹：11686 例
男性 877 例	木偶纹：3796 例	额部：3626 例
	颊：2833 例	眉间部：2320 例
	印第安纹：1979 例	眼窝：1684 例
平均年龄：59.9 岁	颏部：1402 例	颞部：1142 例
平均治疗次数：1.71 次	颈部：744 例	手背：303 例

本院有关 PRP 的论文，于 2015 年被《Plastic and Reconstructive Surgery》刊载，还荣获了 "PRS Best Paper Award 2016"。

案例

【案例 1】38 岁，女性（PRP 添加 bFGF 单独治疗案例 1）

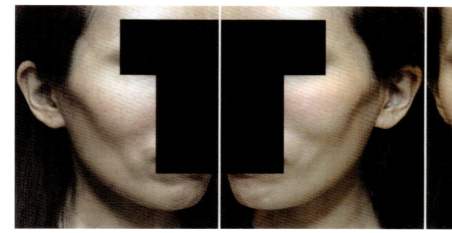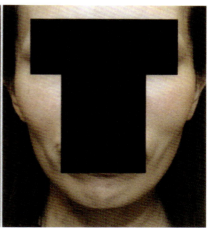

治疗前

● **主诉：** 颊部凹陷，看起来显老。

● **术前评估：**

很多消瘦的求美者都希望改善口角旁的皱纹。但是，仅治疗该部位反而会给人一种衰老的感觉（俗称"奶奶脸"）。因此建议注射 PRP，主要改善耳前凹陷，并同时治疗颞部，以达到"面部线条年轻化"的目的。

求美者的术前评估和治疗案例 20～39 岁 Ⅰ

求美者的术前评估和治疗案例 40～59 岁 Ⅱ

求美者的术前评估和治疗案例 60 岁以上 Ⅲ

填充剂与其他治疗的联合应用 Ⅳ

注射鼻整形术 Ⅴ

近期流行的注射法 Ⅵ

PRP（添加 bFGF）1.7mL
（骨膜上～皮下·32G 锐针）

PRP（添加 bFGF）2.2mL
（骨膜上～皮下·32G 锐针）

PRP（添加 bFGF）1.9mL
（骨膜上～皮下·32G 锐针）

PRP（添加 bFGF）1.8mL
（骨膜上～皮下·32G 锐针）

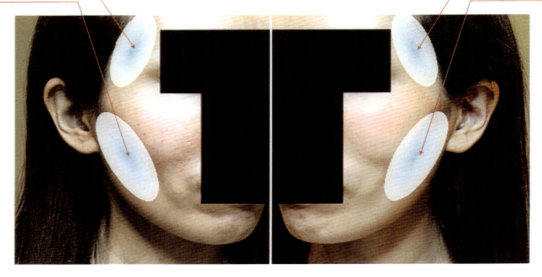

合计：PRP（添加 bFGF）7.6mL

●**技巧要点：**

　　采血后，制作 PRP 的同时给求美者涂上局部麻醉膏。注射前先用冰袋冰敷，之后采用 32G 锐针，进行支持韧带提升法注射。上提皮肤后，垂直进针，像在骨膜上或组织深部与皮下之间建柱子一般，一边回抽一边注射（1 点位约 0.2mL）。单独使用 PRP(添加 bFGF)，单侧颊部约 10 点位，右侧注射 2.2mL，左侧注射 1.8mL。

　　一个月后对颞部进行治疗。注射手法与颊部相同，采用提拉法进行点状注射。因为皮下血管处容易变得凹陷，所以最后在血管正下方追加少量。颞部的注射量为右侧 1.7mL，左侧 1.9mL。

●**术后评估：**　　颊部和颞部的凹陷是面部轮廓不佳的常见表现。不仅会给人衰老的印象，还会使女性看起来男性化。因此，改善这一部位能使面部线条变得柔和、圆润，是注射治疗的关键。同时需要注意，如果随意注射有可能进一步加重下垂，因此必须采用具有提升效果的注射手法。

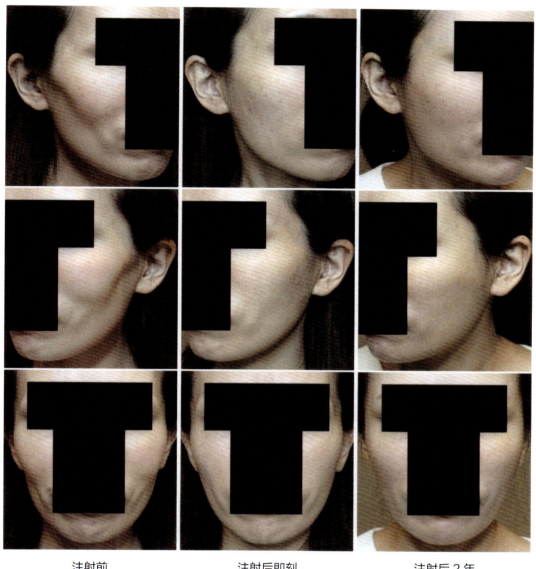

注射前　　　　　　　　注射后即刻　　　　　　　注射后 2 年

求美者的术前评估和治疗案例 20～39岁 Ⅰ

求美者的术前评估和治疗案例 40～59岁 Ⅱ

求美者的术前评估和治疗案例 60岁以上 Ⅲ

填充剂与其他治疗的联合应用 Ⅳ

注射鼻整形术 Ⅴ

近期流行的注射法 Ⅵ

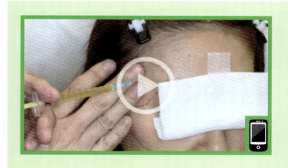

▶ 视频 064（92 秒）：颞部的 PRP 注射

　　用右手提拉皮肤，进针直至针尖触及骨膜，然后像建柱子一样，一边回抽一边注射。颞部的特点是，血液循环较好的肌肉层效果容易不明显，而较粗的皮下血管深面组织较少，很难增容。因此，应适当调整各层的注射量，最后在血管下组织中追加少量注射。

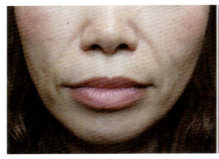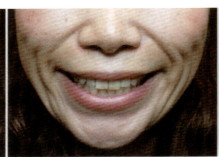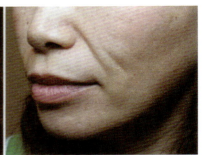

治疗前

● **主诉**：　　法令纹及颊部凹陷，看起来显老。

● **术前评估与治疗方案**：

　　　　很多求美者都想治疗法令纹，来院的很多求美者也只想改善这一个部位。但是，如果一味抚平凹陷和去除皱纹，下面部增容感会较为明显，反而给人以衰老的印象。另外，仅注射口角旁的颊部凹陷，也会显得脸方，看起来较为显老。

　　　　因此，使用PRP进行支持韧带提升法注射，并增加中面部颊部的容量，而针对法令纹及口旁颊部凹陷的注射量控制在最小范围。

PRP（添加 bFGF）1.0mL
（骨膜上～皮下・32G 锐针）

PRP（添加 bFGF）0.8mL
（骨膜上・32G 锐针）

PRP（添加 bFGF）0.4mL
（皮下～真皮浅层・32G 锐针）

PRP（添加 bFGF）0.4mL
（皮下～真皮浅层・32G 锐针）

PRP（添加 bFGF）0.2mL
（皮下～真皮浅层・32G 锐针）

PRP（添加 bFGF）1.0mL
（骨膜上～皮下・32G 锐针）

PRP（添加 bFGF）0.6mL
（骨膜上・32G 锐针）

PRP（添加 bFGF）0.5mL
（皮下～真皮浅层・32G 锐针）

PRP（添加 bFGF）0.4mL
（皮下～真皮浅层・32G 锐针）

PRP（添加 bFGF）0.2mL
（皮下～真皮浅层・32G 锐针）

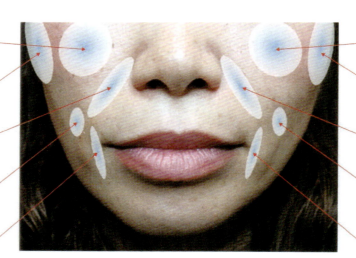

合计：PRP（添加 bFGF）5.5mL

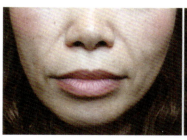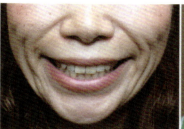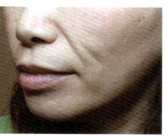

注射前

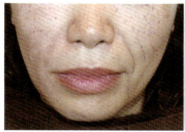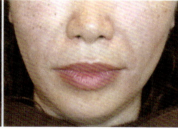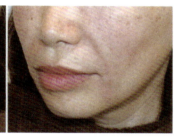

注射后即刻（仅右侧）　　　注射后即刻（双侧）　　　注射后即刻（双侧）

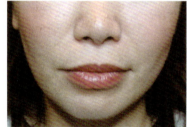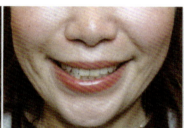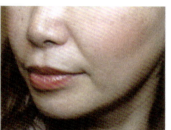

注射后 5 个月

求美者的术前评估和治疗案例 20~39岁 Ⅰ

求美者的术前评估和治疗案例 40~59岁 Ⅱ

求美者的术前评估和治疗案例 60岁以上 Ⅲ

填充剂与其他治疗的联合应用 Ⅳ

注射鼻整形术 Ⅴ

近期流行的注射法 Ⅵ

● **技巧要点：**

采用 32G 锐针，进行支持韧带提升法注射。从右侧 SOOF（眼轮匝肌下脂肪）区域内侧开始，上提皮肤后，垂直进针至骨膜上，像在骨膜上与皮下之间建柱子一般，一边回抽一边注射。单侧各 6 点位（1 点位约 0.2mL），深层脂肪和浅层脂肪的注射量比例为8：2 左右。

之后从颧弓到颧骨韧带区域，同样在骨膜上和皮下间多点注射，加固支撑韧带。

确认观察到提拉效果后，对法令纹和口角旁颊部凹陷处进行治疗。首先，以点状相连的方式少量（0.05~0.1mL）注入至皮下至真皮深层。最后，针对浅层皱纹，针斜向下，正对皮肤，以穿刺法注射至真皮浅层。

● **术后评估：** 　仅在右侧进行治疗后，与左侧对比，可以观察到中面部的增容和提升效果。请求美者通过手持镜确认效果后，在左侧进行同样的治疗。双侧注射后即刻的状态显示，与只对右侧进行治疗时相比，左侧也得到了提升。

一般认为 PRP 的黏弹性较低，没有填充剂般的提拉效果。不过，含有 bFGF 的 PRP

注入组织后会呈凝胶样。由于凝胶程度不足，因此还添加氯化钙来加强凝胶状态。这样制备后，虽然还是与填充剂不同，但注射后能够获得一定的黏弹性，可以用手指塑形，还可用于提升注射。

【案例3】50岁，女性（PRP添加bFGF单独治疗案例3）

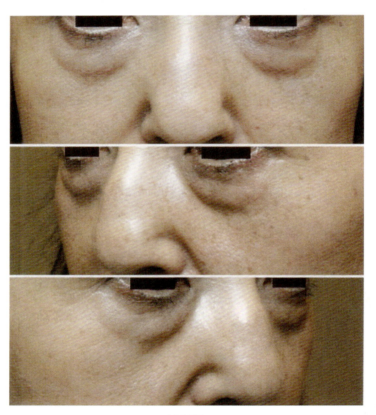

注射前

● **主诉**：　　在意眼袋和眼下松弛。

● **术前评估与治疗方案**：

　　眼袋和眼下松弛是常见的治疗部位。如果眼袋凸出程度已经高于周边的颊部，就需要进行手术，如经结膜入路睑袋整形术或 Hamra 术。仅通过注射就能改善眼袋的案例不到 30%。

　　本案例求美者 50 多岁，虽然眼袋严重，但主要问题其实是中面部凹陷，因此建议先进行 PRP 注射治疗。

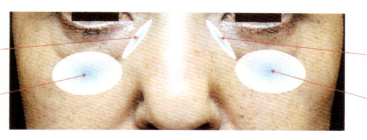

PRP（添加 bFGF）0.2mL
（皮下浅层·32G 锐针）

PRP（添加 bFGF）1.0mL
（骨膜上～皮下·32G 锐针）

PRP（添加 bFGF）0.2mL
（皮下浅层·32G 锐针）

PRP（添加 bFGF）0.4mL
（骨膜上～皮下·32G 锐针）

合计：PRP（添加 bFGF）2.4mL

● **技巧要点：**

采用 32G 锐针，进行支持韧带提升注射法。从左侧 SOOF 区域内侧开始，上提皮肤后，垂直进针至骨膜上，像在骨膜上与皮下之间建柱子一般，一边回抽一边注射。

在 SOOF 内侧、泪沟、睑颧沟、中颊沟（印第安纹）范围内，单侧各 6 点位（1 点位约 0.2mL）。在该案例深层脂肪和浅层脂肪的注射量比例为 8∶2 左右。PRP 注射无栓塞风险，所以可用锐针注射瞳孔中线内侧的泪沟。

最后，对于残留的一点泪沟，在皮下浅层追加极少量（少于 0.05mL）。单独使用 PRP（添加 bFGF），右侧 1.2mL，左侧 1.2mL，共注射 2.4mL。

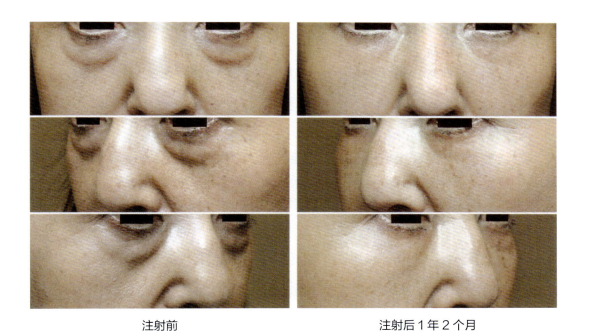

注射前　　　　　　　　　　　　注射后 1 年 2 个月

● **术后评估：** 求美者眼袋严重且伴有松弛，其实是很难通过注射来改善的案例。因此，笔者建议求美者："通过注射先改善到 80 分吧。"但是注射后，效果超出预期。求美者复诊时笔者竟然还问求美者是否做了 Hamra 术。

求美者的术前评估和治疗案例 20～39 岁 I

求美者的术前评估和治疗案例 40～59 岁 II

求美者的术前评估和治疗案例 60 岁以上 III

填充剂与其他治疗的联合应用 IV

注射鼻整形术 V

近期流行的注射法 VI

【案例4】45岁，女性（PRP添加bFGF单独治疗案例4）

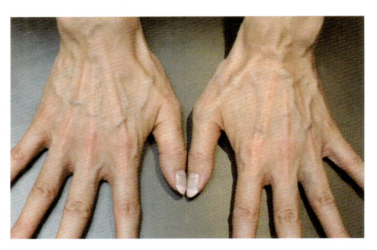

注射前

● **主诉：** 手背青筋暴露，血管突起，不美观。

● **术前评估与治疗方案：**

手背和颈部的形态会暴露一个人的年龄。随着年龄的增长，皮肤和皮下组织变薄，青筋和血管凸出，颜色也越来越暗沉。对此可以向求美者推荐PRP注射治疗，以激活胶原蛋白和弹力蛋白，还有缩小毛孔、美白等改善肤质的效果。

● **技巧要点：**

使用32G的锐针，针斜向下，正对皮肤，于皮下浅层每隔约5mm进行少量（0.05mL）注射。有粗皮下血管的区域，用穿刺法注入至真皮浅层，避免刺伤血管。

单独使用PRP（添加bFGF），右侧4.5mL，左侧4.5mL，共计注射9.0mL。3年6个月后追加注射，右侧2.4mL，左侧3.0mL，共计追加5.4mL。

● **术后评估：** 治疗1个月后，效果非常显著，3年6个月后，效果也几乎没有减弱。而未注射区域（虚线）的毛孔明显，因此又进行了追加注射。

首次注射后4年6个月（追加注射后1年），皮下组织变得柔软厚实，血管青筋因此不明显，也可见毛孔缩小、美白等肤质改善。

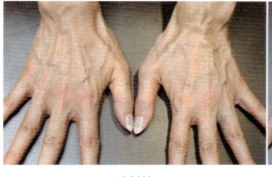
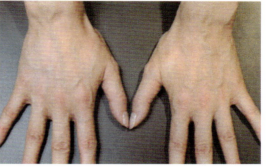

注射前   注射后 1 个月

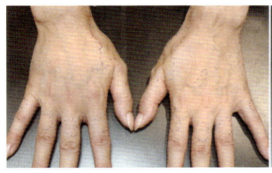
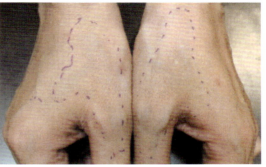

注射后 3 年 6 个月（追加注射画线）

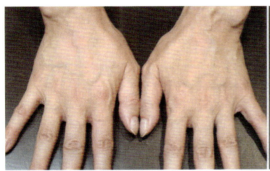
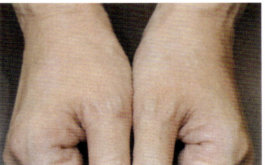

注射后 4 年 6 个月（追加注射后 1 年）

求美者的术前评估和治疗案例　20～39 岁　 I

求美者的术前评估和治疗案例　40～59 岁　 II

求美者的术前评估和治疗案例　60 岁以上　 III

填充剂与其他治疗的联合应用　 IV

注射鼻整形术　 V

近期流行的注射法　 VI

【案例5】43岁，女性（PRP添加bFGF单独治疗长期案例）

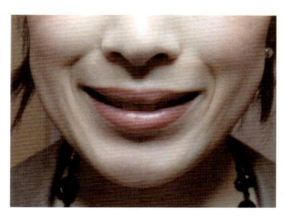

注射前

● **主诉：**　　延伸至口角的法令纹。

● **术前评估与治疗方案：**

　　　　求美者之前接受过多次透明质酸治疗，但为了获得更好的效果和持久性，希望接受PRP（添加bFGF）治疗。建议求美者先尝试最少量的PRP，治疗延伸至口角的法令纹，感受PRP与透明质酸的区别。

● **技巧要点：**

　　　　使用32G锐针，用直线法以点状相连的方式少量（0.05mL）注入至真皮深层。单独使用PRP（添加bFGF），右侧注射0.5mL，左侧注射0.5mL。

● **术后评估：**　　求美者住在国外，每年都会在同一时期来院就诊。虽然仅做了1次治疗，但6年后效果丝毫未减。额部、印第安纹、颊部等，每年逐步进行治疗，效果维持得很好。

　　　　作者所在医院已经开展PRP治疗长达10年之久，很多求美者惊讶地发现，即使过了八九年，效果依然很好。

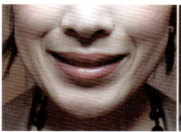

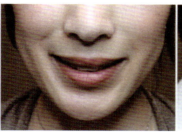

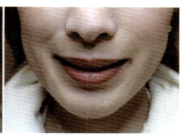

| 注射前 | 注射后 1 年 | 注射后 3 年 |

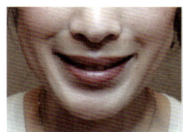

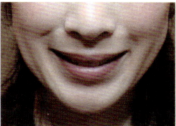

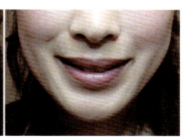

| 注射后 4 年 | 注射后 5 年 | 注射后 6 年 |

求美者的术前评估和治疗案例 20～39 岁 Ⅰ

求美者的术前评估和治疗案例 40～59 岁 Ⅱ

求美者的术前评估和治疗案例 60 岁以上 Ⅲ

填充剂与其他治疗的联合应用 Ⅳ

注射鼻整形术 Ⅴ

近期流行的注射法 Ⅵ

【案例6】63岁，女性（PRP添加bFGF与填充剂联合治疗案例）

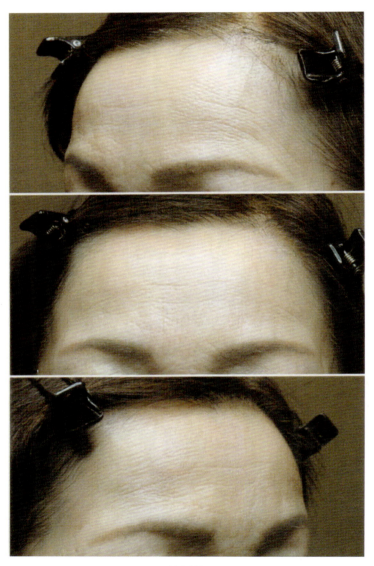

注射前

● **主诉**：　额部与颞部的凹陷，额部皱纹。

● **术前评估与治疗方案（首次）**：

　　由于老化导致骨吸收和组织萎缩，额部很容易出现凹陷，颞部也会出现凹陷，上面部的凹凸不平和容量缺失是衰老的象征，这些轮廓变化会使整个面部看起来松弛。另外，虽然肉毒毒素注射可用于改善皱纹，但老年求美者更容易出现上睑沉重、表情不自然等不良反应。

因此，推荐注射 PRP，它对皮肤有再生作用，可矫正轮廓变形，塑造女性圆润的额部，还可以使萎缩的皮肤变丰盈，同时淡化皱纹。

● **技巧要点（首次）：**

由于额部痛感明显，因此使用 2mL 的 1% Xylocaine® E 进行滑车上和眶上神经阻滞麻醉（注射 4 个点位，每个点位 0.5mL）。使用 32G 锐针，垂直进针，每点注射约 0.05mL，间隔 5 ~ 10mm 将 PRP 注射于骨膜上。每点注射后都必须用手指按住，使其定型和止血。整个额部进针注射 100 点位以上。

之后，用 Germitol® 消毒液浸润的棉球按压该区域，抚平凹凸不平的部位，最后用十指指腹调整细微的不平整（治疗时间约 30min）。治疗过程中一般不佩戴手套。

在额部单独注射 4.8mL PRP（添加 bFGF），20 天后在右侧颞部追加注射 1.4mL，左侧颞部 1.0mL。额部和颞部如果同时注射，会导致眼周肿胀，因此治疗要间隔 2 周以上。

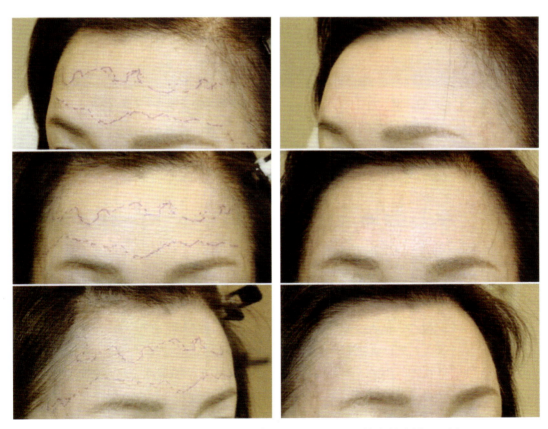

PRP 注射后 1 年 3 个月（填充剂注射前画线）　　　　填充剂注射后即刻

求美者的术前评估和治疗案例 20~39岁 Ⅰ

求美者的术前评估和治疗案例 40~59岁 Ⅱ

求美者的术前评估和治疗案例 60岁以上 Ⅲ

填充剂与其他治疗的联合应用 Ⅳ

注射鼻整形术 Ⅴ

近期流行的注射法 Ⅵ

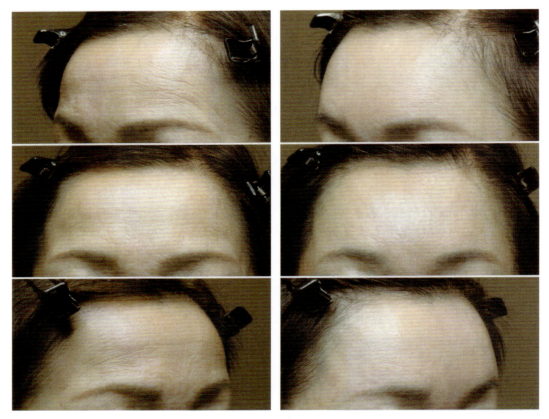

注射前   PRP 注射后 2 年（填充剂注射后 8 个月）

● **术前评估与治疗方案（第 2 次）：**

注射 PRP 后，额部和颞部的凹陷虽已有明显改善，但求美者仍希望对剩余的细小不平整进行追加治疗。求美者年龄已超过 40 岁，皮肤薄，皮下血管多，仅采用再次注射 PRP 很难改善细微的不平整。

因此，在 PRP 治疗 1 年 3 个月后，使用了填充剂［乔雅登丰颜®（艾尔建日本）］进行矫正。

● **技巧要点（第 2 次）：**

在用冰袋冰敷后，使用 33G 锐针（因 32G 内径小，丰颜无法通过），与注射 PRP 同样，垂直刺入骨膜上，每次 0.02 ~ 0.05mL，间隔 5 ~ 10mm 注射丰颜。使用剂量是 2.0mL。PRP 和填充剂均按照艾尔建提倡的 MD Codes™（见本书第 232 ~ 247 页）进行注射，以达到提升效果。

● **术后评估：** 如果该案例全都使用填充剂进行治疗，所需支数较多，且会有栓塞风险。而用 PRP 打基础可增加求美者自身的脂肪组织和胶原蛋白，因此几年后效果也不会减弱。

联合注射疗法将两种有效的治疗结合，不仅能弥补彼此的不足，还能产生协同效应。如果再加上小剂量肉毒毒素，效果会更好。

【案例7】32岁，女性（填充剂单独治疗案例）

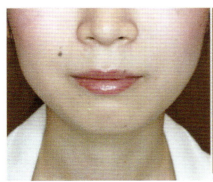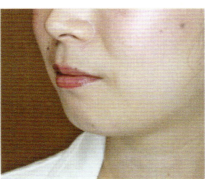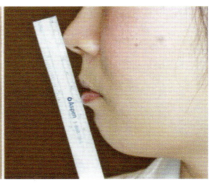

注射前

● **主诉：** 在意颏部短小及颏部皱纹。

● **术前评估与治疗方案：**

东方人理想的轮廓是"鹅蛋脸"或"心形脸"。对颏部进行注射可以改善美容线（E-line），接近理想轮廓，还能达到"小脸"和提升的效果。此外，注射还能改善颏部皱纹。

鼻部和颏部的塑形需要较硬的材料，因此建议使用填充剂，而不是PRP。

● **技巧要点：**

用冰袋冰敷后，使用1% Xylocaine® E（0.4mL）于进针部位和骨膜上行局部麻醉。虽然填充剂中也含有麻药成分，但注射局部麻醉后，术中和术后的疼痛感会明显减轻。

本案例使用的是乔雅登丰颜®，用附带的27G锐针从颏部1个进针点注射。用拇指、食指和中指从3个方向固定，从骨膜到皮下各层，从左、中、右的各个方向进行注射（视频065）。填充剂使用量为1.0mL。该求美者过去曾间隔1年，共接受过2次CLEVIEL® CONTOUR（Aestura，每次1mL）的治疗。

求美者的术前评估和治疗案例 20～39岁 Ⅰ

求美者的术前评估和治疗案例 40～59岁 Ⅱ

求美者的术前评估和治疗案例 60岁以上 Ⅲ

填充剂与其他治疗的联合应用 Ⅳ

注射鼻整形术 Ⅴ

近期流行的注射法 Ⅵ

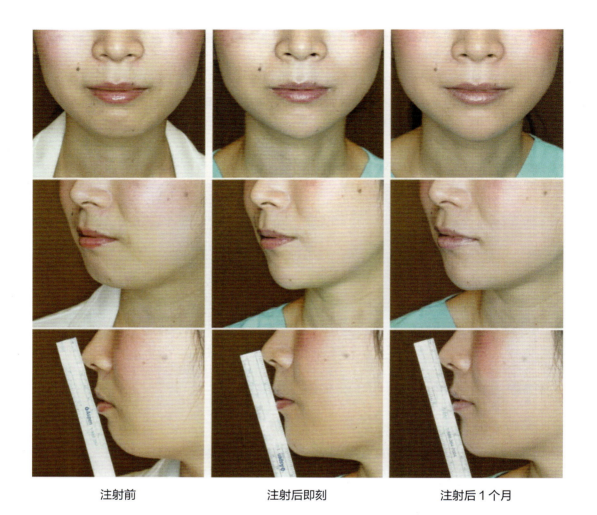

注射前　　　　　　　　注射后即刻　　　　　　　注射后1个月

● **术后评估**：　　求美者希望颏部变得尖尖的，所以塑造了如图效果。注射后，面部看上去变小了，加上提升效果，面部线条看起来更为清晰。

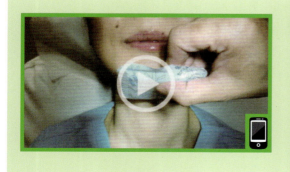

▶ **视频 065（63 秒）：颏部的注射**

　　用右手的 3 个手指固定要注射的区域，从颏下 1 个进针点，注射于骨膜上至皮下各层。此时左手手法是关键，需根据求美者的要求，如颏部变尖、变翘或改善凹陷等，调整注射区域和各层次的注射量。

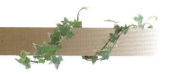

PRP 与 填充剂

🍃 PRP 的优缺点－与填充剂的比较－

PRP（添加 bFGF）的优点：

（1）PRP（添加 bFGF）可促进注射部位的脂肪组织和胶原纤维的增殖，因此效果可维持数年。

（2）可激活注射部位的胶原蛋白和弹力蛋白，因此具有改善肤质的效果，如收缩毛孔和美白。

（3）栓塞是填充剂和脂肪注射时的最大风险，而 PRP 是由血液制成的，因此没有栓塞的风险。

（4）制作后即刻到注射时，具有与血浆相同的性状（黏稠度等），因此可以用 35G 针头注射。

（5）PRP（添加 bFGF）可注射于所有皮肤层次：皮内、皮下层、脂肪层、肌肉内和骨膜上。

（6）此外，还可治疗所有部位（法令纹、木偶纹、下睑细纹和凹陷、印第安纹、额部、颞部、颊部、眼窝凹陷、手术后瘢痕、痤疮疤痕、水痘所引起的凹陷变形、颈部横纹和竖纹、手背、妊娠纹等）。

PRP（添加 bFGF）的缺点：

（1）最大的缺点是可能因脂肪组织和胶原纤维过度生长而导致异常隆起。

（2）如出现上述情况，可能会持续几个月到几年。

（3）效果会因年龄、肤质、注射部位、层次、剂量、频率（包括间隔时间）、浓度等而有所不同，医生的经验和审美也会对术后效果有很大的影响。

🍃 PRP 和填充剂的区别使用·联合使用

PRP 不适合额部、鼻背等需要塑形的部位。另外，也不适合卧蚕和口唇（血流丰富部位）的增容。因此，这些部位均应使用填充剂（透明质酸）治疗。

也可以像案例 6 一样，将 PRP 与填充剂联合使用。PRP 具有与血管分布一致的特点，当脂肪组织、胶原纤维少，尤其在额部和颞部等部位，就很难增殖。使用 PRP 为大面积的凹陷部位打基础，效果可维持数年，且没有栓塞风险，而细微的凹凸不平和效果不足区域则使用填充剂来矫正，从而达到优势互补、协同增效的效果。

第 I 辑　求美者的术前评估和治疗案例 20～39 岁

第 II 辑　求美者的术前评估和治疗案例 40～59 岁

第 III 辑　求美者的术前评估和治疗案例 60 岁以上

IV　填充剂与其他治疗的联合应用

V　注射鼻整形术

VI　近期流行的注射法

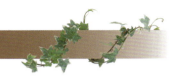

PRP 的风险和副作用

　　PRP（添加 bFGF）的最大风险和副作用是过度生长而导致的异常隆起，这一点在上述缺点部分已经提到。笔者从 2008 年开始这项治疗，最初只用于法令纹，bFGF 添加量为 20μg，是现在的 2 倍。此外，为了获得更好的效果而在短期内反复接受治疗的求美者，出现异常凸起的风险更高。

　　笔者所在医院在 2015 年在 PRS 杂志上发表相关报告。2008—2011 年，共完成2005 个案例，4819 个部位，平均治疗次数 1.33 次。2008 年异常隆起的发生率为 6%，但之后调整了注射剂量、浓度和频率，发生率显著下降，2011 年降至 1.5%。此后，异常隆起的发生率一直低于 1%，到现在已几乎没有异常隆起的案例。

　　对于发生异常隆起的案例，治疗方法包括类固醇（Kenacort®：BMS）局部注射、外科手术（吸脂、切除等）、溶脂（SIMILDIET 注射）等，并对求美者进行长期随访观察。

要点——医者必须长期负责

　　如果使用得当，PRP（添加 bFGF）可带来其他注射项目所无法达到的效果和持久性。而如果产生异常隆起，治疗将非常困难。必须事先预计最终效果，心里必须清楚该案例该部位几年后应为什么样的状态。因此，对于医生来说，思维方式和案例数相当重要。最重要的是，医者要负起责任，必须对求美者进行长期随访。

　　只要由经验丰富、有良好审美能力的医生谨慎治疗，PRP 的确是一种非常好的治疗方法。

❀❀文献❀❀　[1]Kamakura T, Kataoka J, Maeda K, et al: Platelet-richi plasma with basic fib roblast growth factor for treatment of wrinkles and depressed areas of the skin. Plast Reconstr Surg 136: 931–939, 2015.

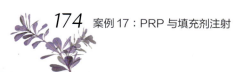

案例 17：PRP 与填充剂注射

添加 bFGF 的 PRP 如果注射得当，会带来很好的效果，但最棘手的副作用就是过度增生。在医生当中，对使用 bFGF 也是有褒有贬。事实上，本人自己也在约 10 年前注射了添加 bFGF 的 PRP，至今仍受其副作用困扰。虽说通过降低 bFGF 浓度，可以大幅减少过度增生的风险，但无论如何，比起填充剂注射更难控制，需要丰富的经验和熟练的注射技术。

本节的作者拥有丰富的案例经验和高超的注射技术，在这项治疗上取得了杰出的成果，然而随意模仿是非常危险的。此外，效果的长期性是一个优势，但更长远来看，本人非常担心由于 bFGF 作用而增生的皮下组织会对整个面部产生不良的影响。

【岩城佳津美】

I 求美者的术前评估和治疗案例 20～39 岁

II 求美者的术前评估和治疗案例 40～59 岁

III 求美者的术前评估和治疗案例 60 岁以上

IV 填充剂与其他治疗的联合应用

V 注射鼻整形术

VI 近期流行的注射法

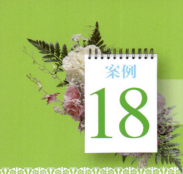

埋线与填充剂注射

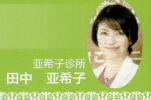

亚希子诊所
田中　亚希子

前言

虽然接受医疗美容的求美者人数在不断增加，但接受"切开"手术的求美者人数却在逐渐减少。希望接受微创治疗且恢复期短的求美者人数正在增加，在治疗松弛下垂方面，面部埋线已变得比拉皮术更为常见。

本节将详细介绍面部埋线的手法、并发症，以及为了提高埋线求美者的满意度，如何与填充剂进行联合治疗。

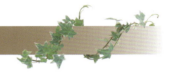

各种治疗的区别

以下 2 个案例分别是一名 39 岁的女性和一名 68 岁的女性，她们是母女关系。由于基本的面部结构非常相似，因此可以明显观察到衰老带来的变化。

🌿【案例 1】39 岁，女性

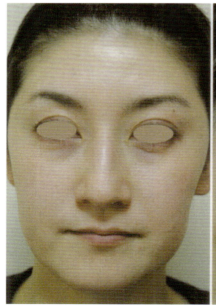
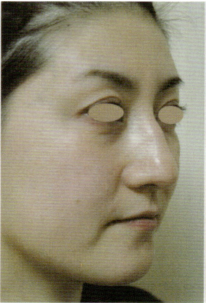
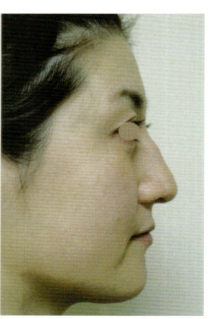

治疗前

●**主诉**：　　　轮廓线松弛，额部凹凸不平，看起来男性化。

●**术前评估与治疗方案**：

　　　　　对于轮廓线松弛，通过埋线来重新定位脂肪（下颌脂肪室，inferior jowl compartment）。此外，为增加中颊部的容量，提升颊部位置，也通过埋线对脂肪（中颊脂肪室，medial cheek compartment）的位置进行调整。在额肌下大范围注射透明质酸，用以改善额头不平整的情况。

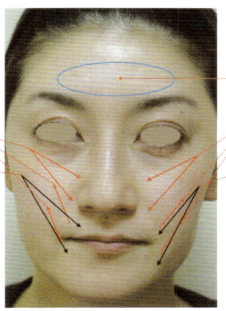

乔雅登丰颜®: 2mL

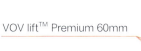
VOV lift™ Premium 60mm

VOV lift™ Premium 100mm

VOV lift™ Premium 60mm

VOV lift™ Premium 100mm

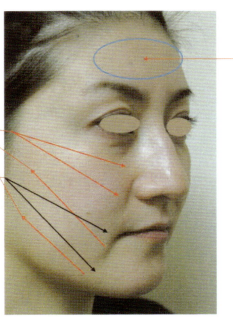

乔雅登丰颜®: 2mL

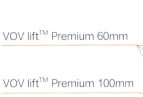
VOV lift™ Premium 60mm

VOV lift™ Premium 100mm

求美者的术前评估和治疗案例　20～39岁

求美者的术前评估和治疗案例　40～59岁

求美者的术前评估和治疗案例　60岁以上

填充剂与其他治疗的联合应用　Ⅳ

注射鼻整形术　Ⅴ

近期流行的注射法　Ⅵ

将聚己内酯（以下简称 PCL）锯齿线（VOVlift™ Premium，Jworld）于颧骨上向法令纹上每侧插入 2 根，于耳屏前向口周每侧插入 2 根，于口周向颧骨下方每侧插入 2 根。双侧共使用了 12 根线。此外，在额部凹陷处于骨膜上注射了 2mL 乔雅登丰颜®（艾尔建日本）。

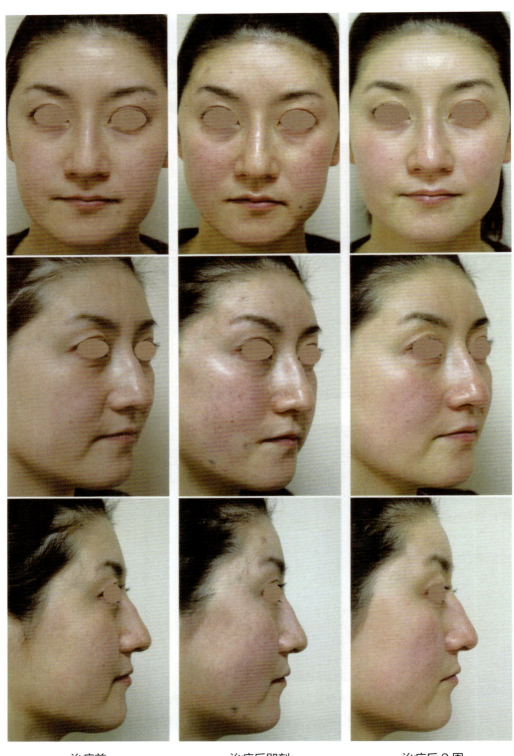

治疗前　　　　　　　　治疗后即刻　　　　　　　　治疗后 2 周

● **技巧要点:**

用 30G 锐针在每个埋线入口处注射约 0.5mL 的 1% Xylocaine® E（阿斯彭日本）。用 18G 针开孔，然后用 23G 钝针将 0.5% 的 Xylocaine® E 以 0.5mL 为单位一点点注入埋线路径。

以移动脂肪垫的手感将线插入皮下脂肪层。在皮下稍浅层埋线的效果较好，但是如果太浅，会形成酒窝状凹陷，所以要插入适当的深度。

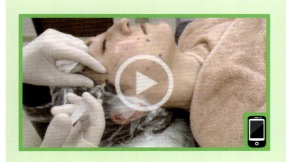

▶ **视频 066（59秒）：局部麻醉**

在埋线入口处注射 1% Xylocaine® E 进行局部麻醉，用 18G 针开孔，用 23G 钝针将 0.5% Xylocaine® E 注入埋线路径。

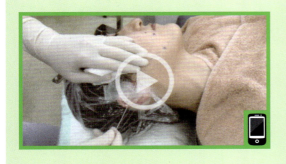

▶ **视频 067（54秒）：面部埋线**

将 4 根 VOVlift™ Premium 100mm，于耳屏前向口周松垂处每侧各插入 2 根，共 4 根。进针时，将皮肤向头侧提拉。拔针时，将皮肤向耳屏方向提拉。

将 VOVlift™ Premium 60mm 于颧骨上向法令纹方向插入，每侧各 2 根，共 4 根。如果将线埋至皮下浅层，会加深中颊沟（俗称印第安纹），因此要插入皮下深层。拔针时，一边将皮肤往斜上方提拉，一边拔针。

将 VOVlift™ Premium 60mm 从口周松垂处向颧骨方向插入，由下至上每侧各 2 根，共 4 根。在进针时，一边向上提拉皮肤一边将线体插入，拔针时也保持该姿势，同时拔出针头。对于露出的多余线体，要像拆真皮缝合线一样，小心地逐一剪去。

Ⅰ 求美者的术前评估和治疗案例 20～39 岁

Ⅱ 求美者的术前评估和治疗案例 40～59 岁

Ⅲ 求美者的术前评估和治疗案例 60 岁以上

Ⅳ 填充剂与其他治疗的联合应用

Ⅴ 注射鼻整形术

Ⅵ 近期流行的注射法

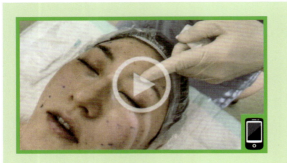

▶ 视频 068（59秒）：眶上神经阻滞麻醉

用 1mL 的 1% Xylocaine® E 行区域阻滞麻醉，钝针入口处用 0.5mL 的 1% Xylocaine® E 行局部麻醉。

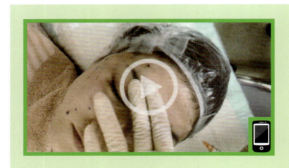

▶ 视频 069（20秒）：额肌下注射透明质酸

用 23G 针开孔，用 25G 钝针将 2mL 乔雅登丰颜® 注入额肌下骨膜上。

为了将钝针准确刺入额肌下，首先将钝针垂直刺入，触及骨膜后转换方向使其在骨膜上滑动。要检查是否插入额肌下，可抬起钝针末端，检查针尖是否随之浮起。如果针尖浮起，则说明钝针进入了额肌上，应拔出重新插入。

注射的同时，用左手使透明质酸与组织融合，保证注射无凹凸不平的情况。注射后进行按摩，塑造漂亮圆润的额部外观。

● **术后评估：** 面部埋线使轮廓线清晰，提高了中颊部的位置，使中面部更加紧凑，脸看起来变小了。额部的透明质酸注射使不平整的额头变得圆润，更显女性气质。

通过联合治疗，整体上硬朗的男性轮廓变得更接近于女性的鹅蛋脸。

【案例2】68岁，女性

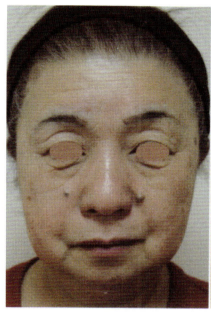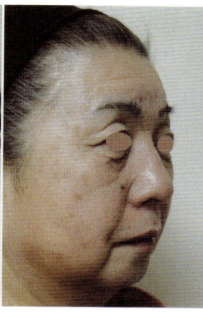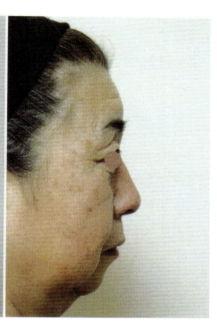

治疗前

● **主诉**： 法令纹，面部松弛。

● **术前评估与治疗方案**：

　　下颌缘松弛，导致面部轮廓不清晰，因此在下颌缘埋入2根 Silhouette Soft®16 CONE（SINCLAIR）来紧致轮廓。此外，为了使法令纹变浅，从颞部向头侧使用 Z-lift 线进行提升。为了改善口旁松垂，于耳屏前埋线提升口旁，同时由下至上也进行埋线。如果只进行其中一项，则选择由下至上的埋线方式效果更好。

　　对于埋线也无法消除的印第安纹，可联合注射填充剂。随着年龄的增长，颊部可能会萎缩，因此在颊部也要注射填充剂。

求美者的术前评估和治疗案例 20～39岁

求美者的术前评估和治疗案例 40～59岁

求美者的术前评估和治疗案例 60岁以上

填充剂与其他治疗的联合应用

注射鼻整形术

近期流行的注射法

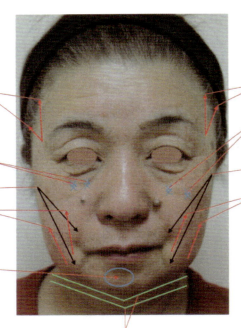

Z-lift 线 60mm

Z-lift 线 60mm

乔雅登丰颜® 0.3mL

乔雅登丰颜® 0.3mL

Z-lift 线 100mm

Z-lift 线 100mm

Z-lift 线 60mm

Z-lift 线 60mm

乔雅登丰颜® 0.4mL

Silhouette Soft 16 CONE

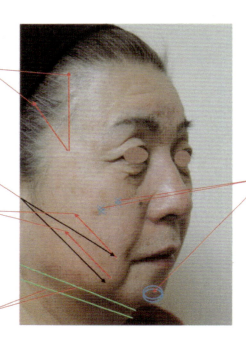

Z-lift 线 60mm

Z-lift 线 100mm

乔雅登丰颜® 共 1mL

Z-lift 线 60mm

Silhouette Soft 16 CONE

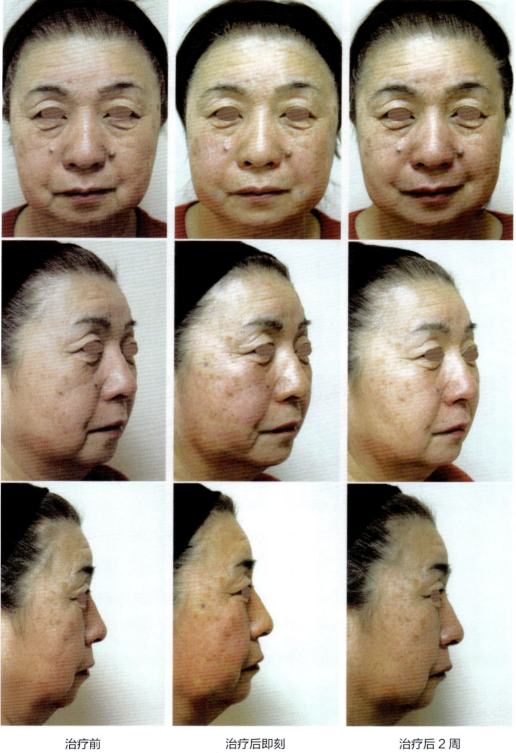

治疗前 治疗后即刻 治疗后 2 周

求美者的术前评估和治疗案例 20～39岁 Ⅰ

求美者的术前评估和治疗案例 40～59岁 Ⅱ

求美者的术前评估和治疗案例 60岁以上 Ⅲ

填充剂与其他治疗的联合应用 Ⅳ

注射鼻整形术 Ⅴ

近期流行的注射法 Ⅵ

● **技巧要点：**

用 30G 锐针在每个埋线入口处注射约 0.5mL 的 1% Xylocaine® E。用 18G 针开孔，然后用 23G 钝针将 0.5% 的 Xylocaine® E 以 0.5mL 为单位一点点注入埋线路径。

将线体插入颌下区时，在颈阔肌上滑动插入。

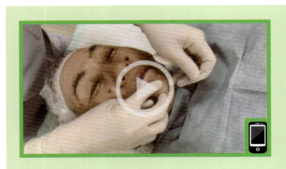

▶ **视频 070（58 秒）：颌下埋线**

以与案例 1 相同的方法麻醉后，从颌下中央的穿刺点将 2 根 Silhouette Soft 16 CONE 插入颈阔肌上层。穿出时使用 18G 针头的针帽作为盖子，可以防止针刺伤，确保安全。插入 2 根线后，可调整皮下脂肪层的位置。

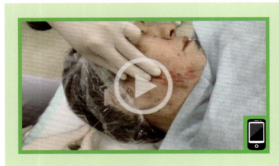

▶ **视频 071（43 秒）：面部埋线**

从耳屏前向口周埋线时，将皮肤向头部提拉，进行埋线；拔针时，将皮肤向耳屏方向提拉。

从口周向颧骨下，由下至上埋线时，一边提拉皮肤一边将线体插入，拔针时也保持提拉的状态，拔出针头。

从颞部向头侧埋线时的要点：从颞部至发际线，于皮下稍浅层（颞浅筋膜上）滑动插入，超过发际线后则将线体埋入深层。

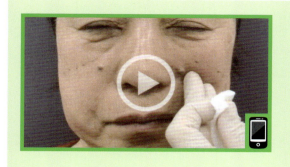

▶ 视频072（45秒）：透明质酸注射印第安纹

对于埋线后仍存在的印第安纹，在骨膜上单侧各注射0.3mL丰颜。在瞳孔中线稍外侧的点位于骨膜上使用单点法注射0.15mL，然后使用塔式技术（在骨膜上及其浅层进行两层注射）在更外侧再注射0.15mL。

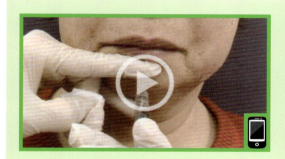

▶ 视频073（30秒）：透明质酸注射颏部

在骨膜上注射0.4mL丰颜，使颏部前凸。请求美者仰头抬起颏部，用力向上提拉皮肤，于颏部正下方将27G的针头插入，一边感觉骨骼一边插入至针头底部，注射0.1mL后稍微抽出针头，再注射0.05mL。

上述注射时将颏下的皮肤拉至颏部。之后请求美者收颏部，注射0.25mL使颏部前凸。此时的要点是，用左手往下按住皮肤，防止透明质酸向上扩散。

● **术后评估：**　在颏部埋线后，颈部和面部之间模糊的轮廓线变得清晰。面部埋线和透明质酸注射相结合，使中颊部位置上移，中面部看上去紧凑，脸变小，同时眼下松弛和法令纹变得不明显。颏部注射透明质酸后，侧面外观已得到了改善。

求美者的术前评估和治疗案例 20～39岁 Ⅰ

求美者的术前评估和治疗案例 40～59岁 Ⅱ

求美者的术前评估和治疗案例 60岁以上 Ⅲ

填充剂与其他治疗的联合应用 Ⅳ

注射鼻整形术 Ⅴ

近期流行的注射法 Ⅵ

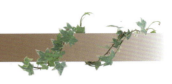

埋线提升与填充剂联合的优缺点

🍃 优点

老化导致的骨萎缩和皮下组织容量减少很难单纯通过埋线提升来改善，因此注射填充剂十分必要，而对于脂肪下垂，则必须使用埋线提升来使脂肪复位。埋线提升与注射填充剂联合治疗可以达到自然美观的效果。

🍃 缺点

"只埋线"和"只注射填充剂"各有各的局限性，而两者的联合治疗则没有明显的缺点。

🍃 应该先进行哪项治疗？

理想情况下，最好是先通过埋线提升术将脂肪复位，然后再注射填充剂来改善容量缺失和残存的皱纹。如果是在骨性萎缩的情况下，也可以先注射填充剂。

可吸收线与不可吸收线的比较

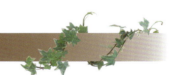

🍃 可吸收线的优点

可吸收线最终会被人体完全吸收，不会有异物残留在体内，因此非常安全。求美者也会因为没有异物残留体内而感到放心。此外，埋线能促进胶原蛋白的生成，因此定期埋线能使皮肤保持弹性和柔嫩。

可吸收线的缺点

线体被吸收后，效果就会减弱。特别是聚对二氧环己酮（以下简称 PDO）材质的线体，仅 5 个月就会开始降解。聚乳酸（PLA）的降解时间为 18 个月以上，PCL 的降解时间为 24 个月以上，因此与 PDO 相比，这两者的提拉效果和胶原蛋白生成效果的持续时间更长。

不可吸收线的优点

由于线体不会降解，效果持续时间比可吸收线长，但也并非永久。Spring Thread®（硅胶材质的弹力线）等具有弹性，因此不易出现面部表情僵硬。

不可吸收线的缺点

由于异物终身在体内，因此终身有感染风险。求美者在心理上可能也无法接受异物一直残留在体内。

埋线提升术后并发症及其处理

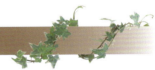

感染

大多数都是由于毛发嵌入埋线进针口所致。通过剃除进针部位周围的头发或束起头发，可以很大程度上避免这种情况的发生。

在发生感染时，可口服或静脉注射抗生素，但最重要的是去除成为感染源的线体。根据笔者的经验，可吸收线的感染病例只有 1 例，而不可吸收线（弹力线）的感染病例约有 10 例。

凹凸不平

提升力越强的线体，术后出现暂时性凹凸不平的可能性越大。大多数凹凸不平会随

求美者的术前评估和治疗案例 20～39 岁 Ⅰ

求美者的术前评估和治疗案例 40～59 岁 Ⅱ

求美者的术前评估和治疗案例 60 岁以上 Ⅲ

填充剂与其他治疗的联合应用 Ⅳ

注射鼻整形术 Ⅴ

近期流行的注射法 Ⅵ

着时间的推移逐渐消失，但如果凹凸不平长期存在，则可能是因为埋线过浅。

　　针对凹凸不平的情况，如果是术后立刻，可按摩凹凸部位，松解倒刺，凹凸不平的问题就能解决。如果术后已超过一个月，则很难松解倒刺，需要在凹陷区域注射填充剂来填平。

最有效的线材种类

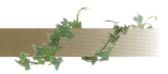

🍃 Silhouette Soft 8 CONE · 12 CONE · 16 CONE

　　PLLA 线体和三维锥形铃铛可 360° 刺激周围组织产生胶原蛋白，因此具有最强的提升力。特别是笔者最重视的下颌区域提升，这种线材最为有效。同时需要注意，由于拉力强，容易导致埋线部位凹凸不平，而且使用锐针也可能造成内出血，因此需要一定的恢复期（图 1）。

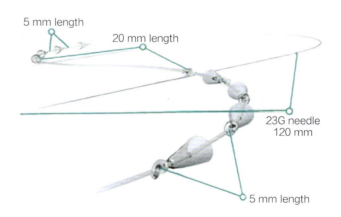

5 mm length
20 mm length
23G needle
120 mm
5 mm length

图1　Silhouette Soft 8 CONE

🍃 Z-lift（正式名称：MEDI PLA 360° Spiral Cog 19G100mm · 60mm，MEDWIRE），PCL-VOV lift™（正式名称：VOV lift™ Premium 18G100mm · 19G60mm）

　　Z-lift 是 PLA 材质的套管倒刺线，有 10cm 和 6cm 两种长度。PCL-VOV lift™ 是 PCL 材质的套管倒刺线，也有 10cm 和 6cm 两种长度。这两者都具有很强的拉力，并有不同的长度可供选择，可适用于各种埋线法。

　　Z-lift 线在 18 个月后开始逐渐降解，约 2 年后被完全吸收，而 PCL-VOV lift™ 线则在 24 个月后开始逐渐降解，约 3 年后被完全吸收。与降解较快的 PDO 线相比，效果持续时间更长，求美者满意度更高（图 2、图 3）。

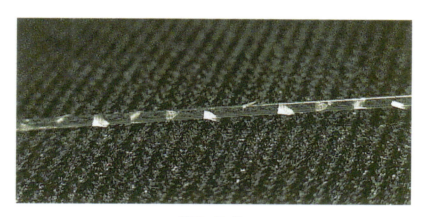

图 2　Z-lift

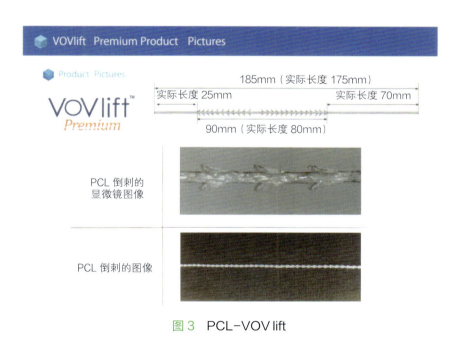

图 3　PCL-VOV lift

高满意度埋线方法

人们评判美丑首先看轮廓，因此，在任何年龄段都要保持美丽的轮廓（女性为鹅蛋形）。保持优美轮廓的方法包括：

（1）尽量在年轻时（轮廓尚良好时），通过注射填充剂和埋线防止韧带松垂。

求美者的术前评估和治疗案例 20～39 岁 Ⅰ

求美者的术前评估和治疗案例 40～59 岁 Ⅱ

求美者的术前评估和治疗案例 60 岁以上 Ⅲ

填充剂与其他治疗的联合应用 Ⅳ

注射鼻整形术 Ⅴ

近期流行的注射法 Ⅵ

（2）颌下埋线十分有效。与其他部位埋线相比，在颌下埋线相对较为困难，但有较大的价值。

任何治疗的术前说明都非常重要。在埋线提升的术前说明中应解释以下几点：

（1）埋线提升术效果强调自然，因此不应期望达到极致的提升效果。

（2）改善下垂和改善皱纹虽然相近，但并不完全相同，并非所有皱纹都能通过埋线消除。在术后 1 个月复诊时，有可能需要注射肉毒毒素、透明质酸等，或进行 RF、IPL 等照射来治疗细纹。

（3）线体被全部吸收后，不会完全恢复到原先的状态，而是"前进三步，后退两步"这样仍保有一些效果。建议每半年到 1 年进行一次定期维护。

（4）手术后 1 周左右，大笑或张大嘴巴时会有疼痛感，求美者可以自己轻柔地触碰面部。面部美容护理、按摩、使用美容仪、激光照射等术后 1 个月之后才能进行。

（5）治疗效果在术后即刻显现，但在线体周围生成自身的胶原蛋白，皮肤变得紧致，则需要 2 ~ 3 个月的时间。

当然，与其他所有治疗一样，也必须说明肿胀、内出血的可能性及其持续时间。

大多数求美者希望使用提升力强的线，并且用线数量尽量少。但是最好还是使用适当提升力的线进行面部提升，效果会更好。在使用数量有限的情况下，应考虑哪个部位的提升对求美者最有效，并根据有效性来安排治疗的先后顺序。

要点——个人技巧和原则

虽然单纯埋线的效果非常温和，但仍有很多求美者期望恢复期短、不被他人发现的自然变化。此外，对于手术很难改善的老化所导致的骨萎缩，注射填充剂则非常有效。

埋线提升与填充剂相结合，可改善各种老化现象。求美者的满意度远高于照片上看到的变化，大多数接受过一次治疗的求美者都会成为回头客。联合治疗和治疗前的说明至关重要。

案例 18：埋线与填充剂注射

  是先进行填充注射还是先埋线提升？抑或是同时进行？观点尚不一致。本人习惯先注射填充剂，对想要进一步提升的求美者，再进行埋线提升。与田中医生的观点一样，本人认为应避免使用不可吸收线。因为提升力并非永久，还会有异物残留在体内。

【岩城佳津美】

Ⅰ 求美者的术前评估和治疗案例 20～39岁

Ⅱ 求美者的术前评估和治疗案例 40～59岁

Ⅲ 求美者的术前评估和治疗案例 60岁以上

Ⅳ 填充剂与其他治疗的联合应用

Ⅴ 注射鼻整形术

Ⅵ 近期流行的注射法

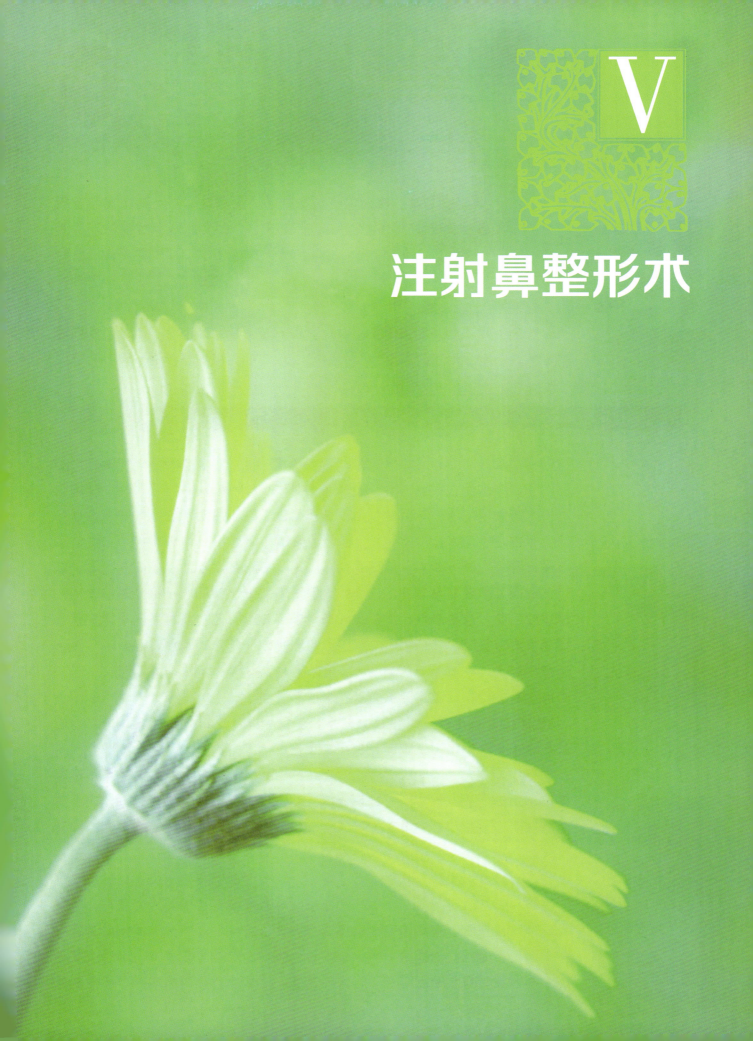

V

注射鼻整形术

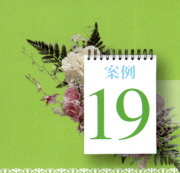

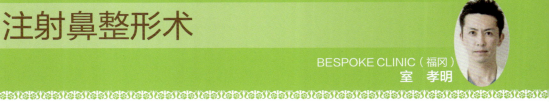
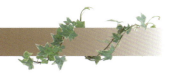

前言　透明质酸注射隆鼻是一种效果明确、求美者满意度高的治疗方法。作为手术之前的模拟也非常有效。但在诊疗时，也遇到过因频繁注射而导致鼻背过粗或比例失衡的案例。另外，与其他部位相比，鼻部注射的风险也较高，如栓塞导致的失明、皮肤坏死等。

为了避免出现上述并发症，需要熟悉鼻部的解剖结构，倾听求美者诉求，评估适应证。

案例

【案例1】23岁，女性

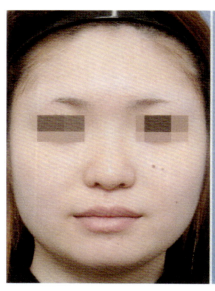 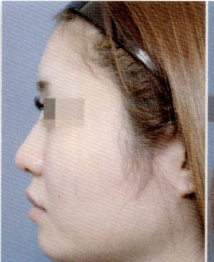 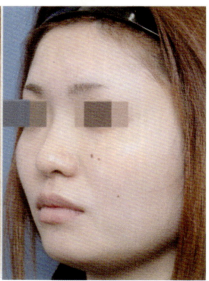

注射前

●**主诉：**　想改善扁平的面部。

●术前评估与治疗方案：

　　鼻部上半部分小，下半部分大（或看上去大），是东亚人常见的类型。从正面看，鼻背相较于整个面部显得低且短。但从侧面和斜侧面看，鼻背看上去并不低。面部骨骼结构平坦，颏部略微后缩，唇部显得凸出。

　　为了在不改变鼻部长度的情况下增加鼻部的整体高度，会在眉间至鼻背处进行注射。但在本案例中，不注射眉间，而是在鼻背、鼻尖和鼻小柱处进行注射，以增加鼻部的长度，改善鼻部短小的问题。

　　如果仅注射鼻背会抬高鼻根（山根），导致鼻部重心上移。当鼻部重心上移时，唇部就会显得更加凸出。为了防止这一情况，在鼻下半部，即鼻小柱也进行了注射。

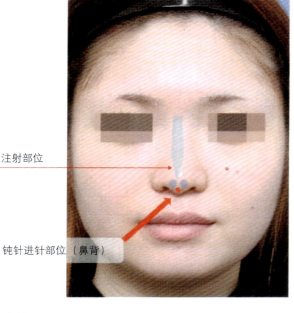

注射部位

钝针进针部位（鼻背）

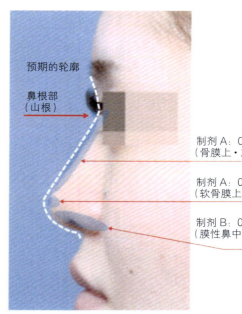

预期的轮廓

鼻根部
（山根）

制剂 A：0.5mL
（骨膜上·22G 钝针）

制剂 A：0.05mL×2
（软骨膜上·30G 锐针）

制剂 B：0.2mL
（膜性鼻中隔内·22G 钝针）

制剂 A：0.05mL×2
（软骨膜上·30G 锐针）

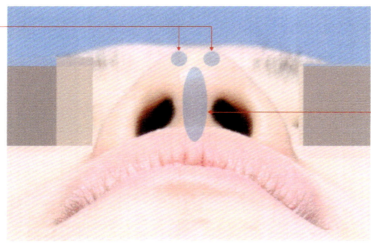

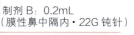

制剂 B：0.2mL
（膜性鼻中隔内·22G 钝针）

术前评估
合计：透明质酸 0.8mL

求美者的术前评估和治疗案例 20~39岁 I

求美者的术前评估和治疗案例 40~59岁 II

求美者的术前评估和治疗案例 60岁以上 III

填充剂与其他治疗的联合应用 IV

注射鼻整形术 V

近期流行的注射法 VI

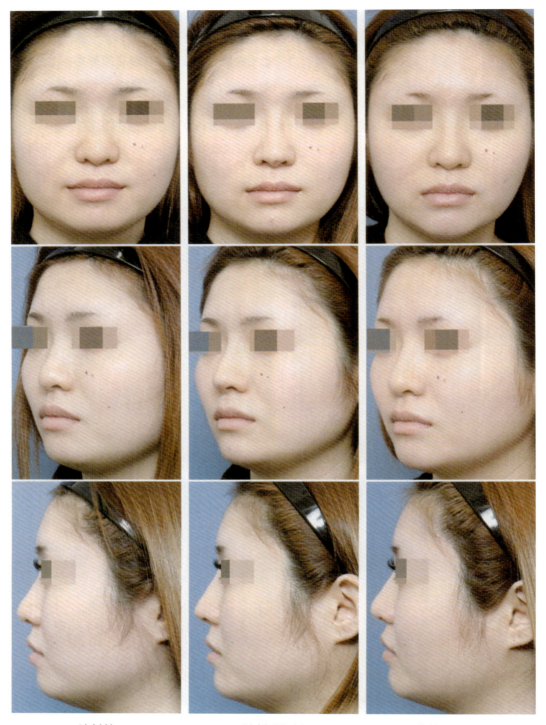

注射前   注射后即刻   注射后 1 个月

●**使用制剂**：**透明质酸**

      制剂 A：CLEVIEL CONTOUR® （Aestura）

      制剂 B：STYLAGE® XXL （Vivacy）

●**技巧要点**：

      对于鼻孔外扩的案例，如果只在鼻尖处注射透明质酸，鼻尖部会增厚，显得更肥大。从制订治疗方案开始，就应观察仰位，考虑鼻尖和鼻小柱之间的平衡。

●**术后评估**：   通过同时延长鼻部的上部和下部，面部看起来更加紧凑，整体比例得到改善。鼻部重心没有改变，因此没有出现下面部变长，显得嘴唇过凸的情况（同时在颏部注射了透明质酸，在面部轮廓注射了溶脂针）。

      在斜侧位也可观察到鼻部立体感增加所带来的瘦脸效果。通过对鼻尖和鼻小柱的注射，鼻唇角接近 90°，改善了 E-line。嘴唇前凸也变得相对不明显。

      1 个月后与注射后即刻相比，虽然效果有些减弱，但对鼻尖和鼻小柱的注射使鼻孔变成长形，肥厚的鼻形有所改善。

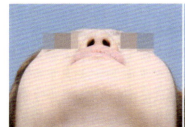 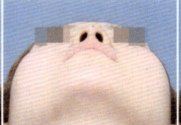 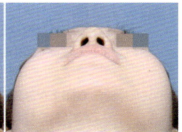

    注射前   注射后即刻   注射后 1 个月

求美者的术前评估和治疗案例 20~39岁 Ⅰ

求美者的术前评估和治疗案例 40~59岁 Ⅱ

求美者的术前评估和治疗案例 60岁以上 Ⅲ

填充剂与其他治疗的联合应用 Ⅳ

注射鼻整形术 Ⅴ

近期流行的注射法 Ⅵ

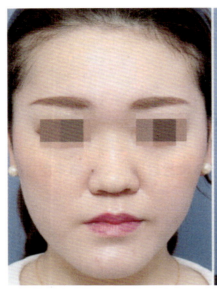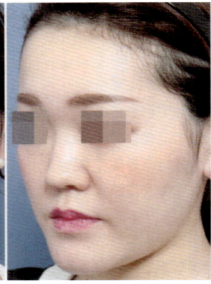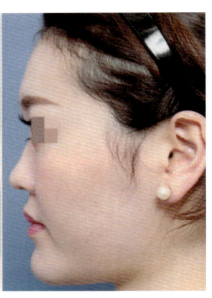

注射前

●**主诉**：　想改善低鼻。

●**术前评估与治疗方案**：

　　　　这是典型的中面部后缩、凹陷的案例。鼻部短而低，导致额、颊和颏部凸出，看上去脸大，唇部和颏部尤其明显。图片上眼部打了马赛克看不太清楚，实际求美者眼间距较窄，如果鼻背抬高，可能会使双眼看起来更靠近。面部不对称（右＞左），鼻部轻度偏斜。

　　　　对于面部长、颏部凸出的求美者，如果只在鼻背注射透明质酸抬高鼻背，鼻部或整个面部会显得更长，导致男性化。此外，像本案例一样在眉间至鼻根部有明显凹陷的求美者，如果只改善鼻背，线条就会不自然，会让人看出来注射了填充剂。

　　　　此外，双眼间距狭窄也增加了治疗难度。本次治疗时，为了塑造自然、女性化的鼻部曲线，并且使鼻部偏斜不明显，从眉间至鼻尖进行了少量注射。

●**使用制剂：透明质酸**

　　　　制剂 A：CLEVIEL CONTOUR®（Aestura）

●**技巧要点**：

　　　　①不改变鼻根部（山根）的位置；②整体高度增加，且鼻根部不过细；③鼻小柱

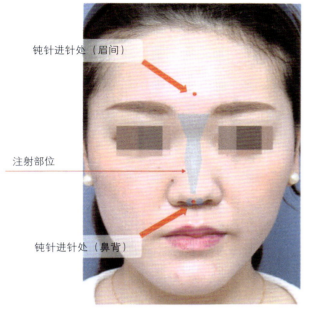

钝针进针处（眉间）

注射部位

钝针进针处（鼻背）

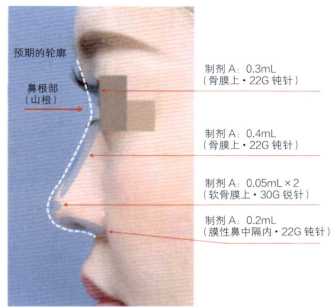

预期的轮廓

鼻根部
（山根）

制剂 A：0.3mL
（骨膜上·22G 钝针）

制剂 A：0.4mL
（骨膜上·22G 钝针）

制剂 A：0.05mL×2
（软骨膜上·30G 锐针）

制剂 A：0.2mL
（膜性鼻中隔内·22G 钝针）

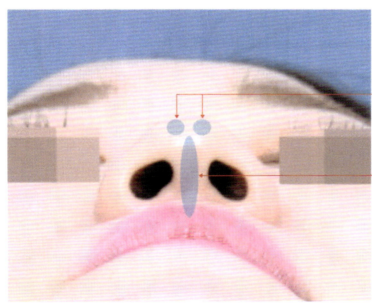

制剂 A：0.05mL×2
（软骨膜上·30G 锐针）

制剂 A：0.2mL
（膜性鼻中隔内·22G 钝针）

术前评估
合计：透明质酸 1mL

底部应最后观察整体比例再注射，以避免出现朝天鼻，并且不加重鼻部偏斜程度。

鼻尖部的注射单侧应少于 0.05mL。根据鼻翼软骨的支撑力不同，如过度注射，可能导致整个鼻尖膨大，效果反而不理想。本案例求美者由于鼻部皮肤硬、张力不佳，因此在鼻小柱处也使用了支撑力强的 CLEVIEL CONTOUR®。

● 术后评估：　从正面看，可见鼻背立体、鼻小柱略有下拉。在斜侧观察，鼻唇角（鼻小柱与上唇的夹角）有所改善，唇部显得不那么凸出。通过在眉间至鼻背少量注射，避免了男性化的印象。由于中面部后缩，治疗后不改变鼻部长度，将眉间至鼻小柱整体抬高，这样既

求美者的术前评估和治疗案例
20～39 岁
I

求美者的术前评估和治疗案例
40～59 岁
II

求美者的术前评估和治疗案例
60 岁以上
III

填充剂与其他治疗的联合应用
IV

注射鼻整形术
V

近期流行的注射法
VI

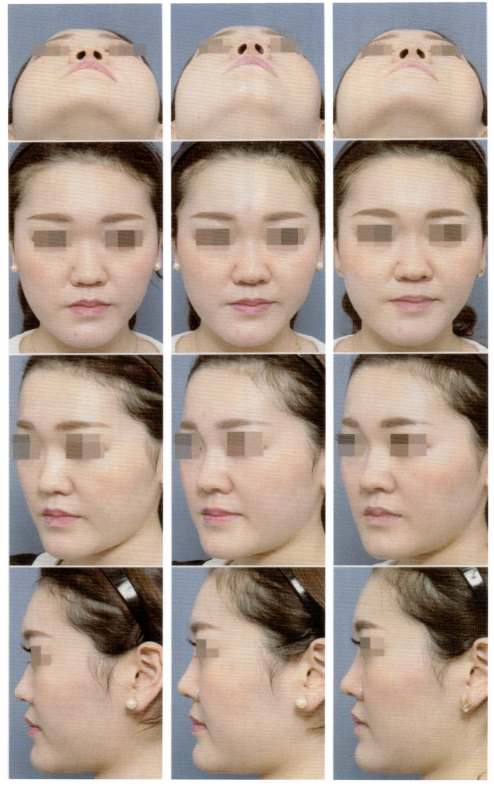

注射前　　　　　　　　注射后即刻　　　　　　　注射后 1 个月

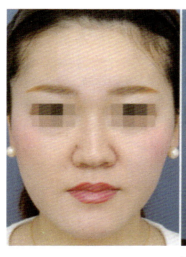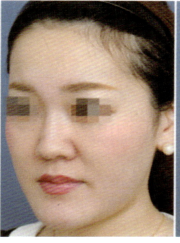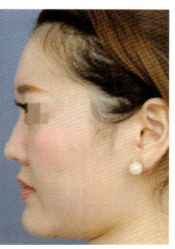

注射后 3 个月（追加注射后即刻）

保留女性柔美的感觉，又可营造出立体小脸的效果。

1 个月后，鼻尖高度维持较好，求美者显得更女性化、更可爱。鼻尖的高度和鼻小柱的长度在 1 个月后仍能保持。

初次注射 3 个月后，经求美者同意，又在眉间至鼻背注射了 0.8mL CLEVIEL CONTOUR®。虽然确实更立体了，但也难免有些微男性化。在鼻部注射透明质酸确实是增加鼻部高度的一种方便的治疗手段，但求美者的印象也很容易被改变。为了防止客诉，唯一的方法就是与求美者事先说明注射后的效果。

I 求美者的术前评估和治疗案例 20～39 岁

II 求美者的术前评估和治疗案例 40～59 岁

III 求美者的术前评估和治疗案例 60 岁以上

IV 填充剂与其他治疗的联合应用

V 注射鼻整形术

VI 近期流行的注射法

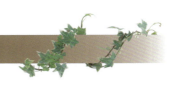

鼻部解剖

外鼻的组织层次

外鼻由5层组成：①皮肤；②表浅脂肪层；③纤维肌肉层；④深层脂肪层；⑤骨膜（软骨膜）（图1）。由于降眉间肌从眉间延伸至鼻根部，鼻背下半部的皮肤比鼻背上半部的皮肤厚等原因，因此外鼻的厚度因部位不同而有所差异。

眉间至鼻背上半部区域有鼻骨支撑，注射透明质酸效果较好，而鼻背下半部至鼻尖之间由软骨支撑，因此效果相对较差。为了安全地注射，应于血管分布较少的深层脂肪层至骨膜（软骨膜）上进行注射，但由于无法准确掌握针尖的深度及位置，而且对于有过注射史的求美者，需考虑之前的透明质酸压迫动静脉，改变血管走向的情况，因此应避免使用锐针。

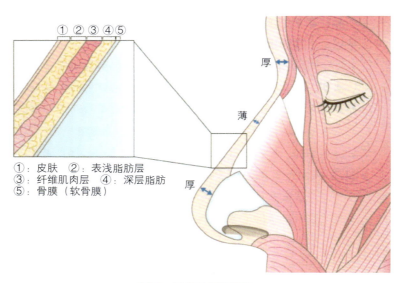

①：皮肤　②：表浅脂肪层
③：纤维肌肉层　④：深层脂肪
⑤：骨膜（软骨膜）

图1　外鼻的组织层次

外鼻周围的表情肌

外鼻经常受到表情肌（如降眉间肌、鼻肌横部、提上唇鼻翼肌、降鼻中隔肌等）的影响。每当求美者微笑或张嘴时，鼻背和鼻尖就会受到挤压，尤其是从鼻背下半部至鼻尖，注射透明质酸效果不佳，容易向周围扩散（图2）。

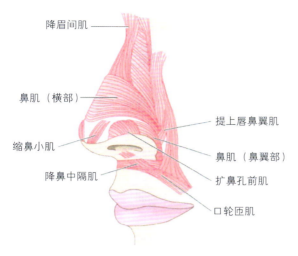

降眉间肌

鼻肌（横部）

提上唇鼻翼肌

缩鼻小肌

鼻肌（鼻翼部）

降鼻中隔肌

扩鼻孔前肌

口轮匝肌

图2　外鼻周围的表情肌

🍃 外鼻的血管分布

　　外鼻的血管一般分布于表浅脂肪层和纤维肌肉层之间，末梢血管分支呈网状结构，复杂多变（图3）。在临床手术中，经常会遇到直径为 0.6~0.8mm 的动静脉血管（参考值：27G 钝针直径为 0.4mm）（图4）。

　　动脉栓塞引起的并发症，有仅一条动脉闭塞、部分或整个网状结构闭塞等多种情况，尤其在向与眼动脉分支有交通的鼻背动脉血管分布区域注射时应特别小心。

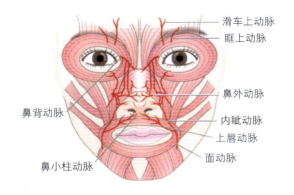

滑车上动脉
眶上动脉
鼻外动脉
内眦动脉
上唇动脉
面动脉
鼻背动脉
鼻小柱动脉

图3　外鼻的血管分布

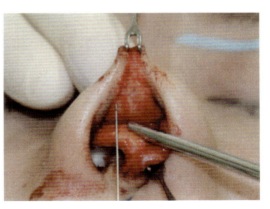

图4　27G 钝针管径与鼻背动脉血管直径的关系

求美者的术前评估和治疗案例 20~39岁

求美者的术前评估和治疗案例 40~59岁

求美者的术前评估和治疗案例 60岁以上

填充剂与其他治疗的联合应用

注射鼻整形术

近期流行的注射法

鼻部设计

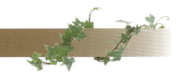

鼻部会影响面部整体的印象和感觉。鼻部较长会显得脸长、老态和男性化。鼻部较短，会让人看起来更年轻，但也会显得脸大或唇部凸出。因为平时都不会在意，所以没有人会认为脸大是由于鼻部过短造成的。但是，如果因为注射透明质酸改变了面部整体比例，即使鼻部变高，如果效果不自然，求美者也不会满意，因为会被他人发现注射的痕迹。

要设计自然美丽的鼻形，必须考虑以下几点：①面部整体与鼻部的比例；②鼻部形态；③求美者的个体情况（有时还需要对求美者进行教育）。

面部整体与鼻部的比例和形态

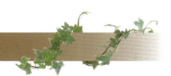

🍃 面部整体与鼻部的比例

● **面部轮廓**：在考虑鼻部长度时，面部纵横比是最重要的因素。一般来说，鼻部的大小应是面部长度的 1/3 和面部宽度的 1/5（图 5）。根据求美者的理想形象和原有轮廓，也可以略有差异。最理想的情况是，通过注射透明质酸，既满足求美者的愿望，又能改善整体的比例。

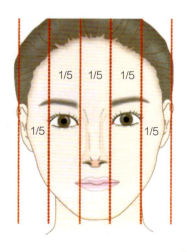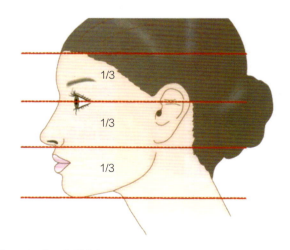

图 5　标准面部比例

例如，鼻部低短是注射透明质酸的良好适应证，除了增加鼻部高度，还可以通过调整鼻根（山根）和鼻小柱底部的位置，调整鼻部长度及其与整个面部的比例（图6）。

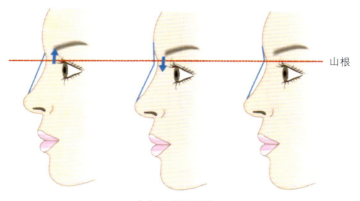

（a）山根的调整

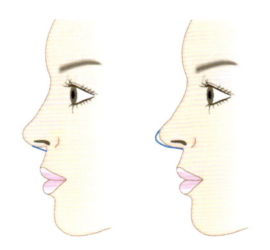

（b）鼻小柱底部的调整

图6　鼻部长度的调整

●内眦间距：

在双侧内眦间距过近的情况下很容易导致客诉，应非常注意。根据求美者的要求及其侧面轮廓特点，不能塑造过于细窄的鼻背，以免使双侧内眦看起来过于靠近。

此类求美者不适合形成从眉间开始至鼻背的高鼻梁。而应下移山根位置，并适度调整高度（图7）。

求美者的术前评估和治疗案例 20～39岁 Ⅰ

求美者的术前评估和治疗案例 40～59岁 Ⅱ

求美者的术前评估和治疗案例 60岁以上 Ⅲ

填充剂与其他治疗的联合应用 Ⅳ

注射鼻整形术 Ⅴ

近期流行的注射法 Ⅵ

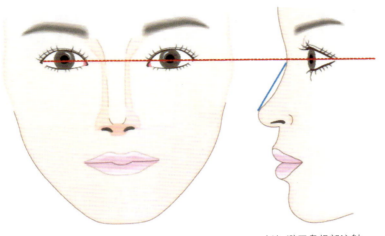
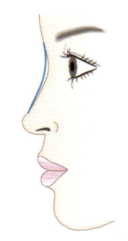

（1）避开鼻根部注射　　　　（2）鼻部整体适度注射

图7　对于内眦间距较近案例的注射方案

● 侧面：　　　许多希望改善正面外观的求美者，直到他人指出，才会意识到自己侧脸的问题。医生在让正面外观更接近求美者诉求的同时，还应留意塑造自然的侧面轮廓，以提高求美者的满意度（图8）。

　　　　　　侧面主要有3种类型。希望抬高鼻背的求美者中，中面部凹陷型较为多见。为了达到接近正常的侧面外观，需要抬高眉间至鼻小柱底部（即整个鼻部）（图9）。

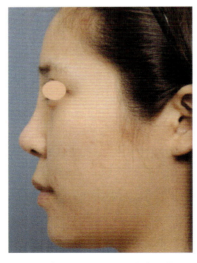

图8　使用透明质酸改善鼻根部凹陷（山根）

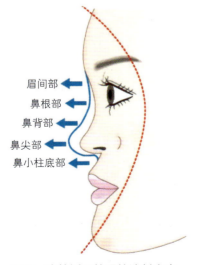

眉间部
鼻根部
鼻背部
鼻尖部
鼻小柱底部

图9　改善侧面外观的注射方案

鼻部形态

除了面部整体与鼻部的比例，还必须考虑鼻部本身的形态。从正面看，鼻部的上半部和下半部应保持平衡；从侧面看，应考虑鼻背和鼻尖的高度，以塑造自然的形态。

求美者的个体情况

鼻部形态会对面部整体带来极大的影响。即使是细微的变化，每个人的感觉也不尽相同。治疗方案必须考虑每个人的年龄、工作环境及对变化的承受能力，如果被认为是非适应证，必须有拒绝治疗的勇气。

注射方法

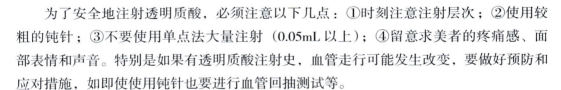

为了安全地注射透明质酸，必须注意以下几点：①时刻注意注射层次；②使用较粗的钝针；③不要使用单点法大量注射（0.05mL以上）；④留意求美者的疼痛感、面部表情和声音。特别是如果有透明质酸注射史，血管走行可能发生改变，要做好预防和应对措施，如即使使用钝针也要进行血管回抽测试等。

注射部位可分为：①鼻背至鼻尖上部；②眉间；③鼻小柱；④鼻尖。注射难度从①～④依次递增（③和④是参考韩国 Kyoung-Jin Kang 医生的注射方法）。

求美者的术前评估和治疗案例 20～39岁 Ⅰ

求美者的术前评估和治疗案例 40～59岁 Ⅱ

求美者的术前评估和治疗案例 60岁以上 Ⅲ

填充剂与其他治疗的联合应用 Ⅳ

注射鼻整形术 Ⅴ

近期流行的注射法 Ⅵ

鼻背部至鼻尖上部的注射（栓塞风险★★☆）

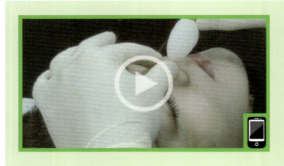

▶ 视频 074（22 秒）：麻醉

　　冰敷鼻尖，局部注射少量 1% 的 Xylocaine® E（アスペンジャパン社）。

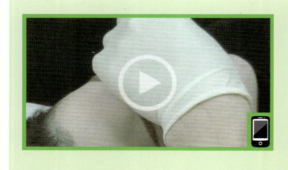

▶ 视频 075（17 秒）：进针

　　进针点位于双侧鼻翼软骨之间，鼻尖（最向前凸出的部位）向下 3~4mm 处。为避免栓塞，进针应尽可能深。如果指尖能触及鼻翼软骨，则将注射针插入软骨间。如果因皮肤较厚难以触及鼻翼软骨，则可轻微牵引鼻尖皮肤，将 20G 锐针插入皮下数毫米处。

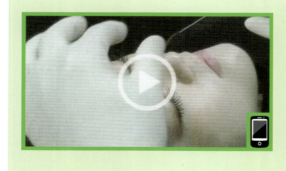

▶ 视频 076（40 秒）：钝针刺入

　　将钝针针尖朝上，刺入注射层次（深层脂肪层）。提起皮肤，推进针头，直至针尖触及骨膜。

　　当到达骨膜上（即深层脂肪层）时，阻力会减小。此时不应强行插入，而要小幅度进针。这样不仅疼痛感较轻和出血少，一旦注射到错误的层次，还能降低注射进血管的风险。

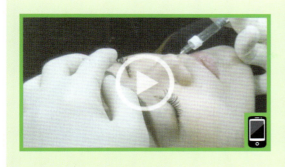

▶ 视频 077（46 秒）：注射

到达预定注射部位后，以退针注射法连续注射透明质酸。于中线注射，注意不要一次注射过多。

用左手拇指和食指检查注射剂量和高度。高度调整需在同一中线上追加注射。必要时还需调整边缘的阶梯感。由于透明质酸会随着时间的推移而外扩，因此鼻背注射时要比理想形态细一些。

● **按摩**： 轻微的阶梯感和左右差可通过指尖按摩来改善。

● **确认效果**： 请求美者以坐位确认效果。嘱求美者在进针部位涂抹抗生素软膏并保持清洁，使用粉底液等的化妆品需从第 2 天开始。

应事先告知求美者注射透明质酸后，肿胀会在几天到一周内逐渐消退。如果出现任何不适，应立即联系医疗机构。

🍃 眉间部注射（栓塞风险 ★ ★ ★）

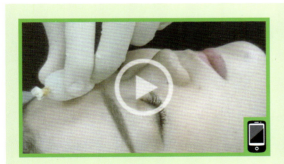

▶ 视频 078（20 秒）：麻醉

冰敷眉间上中央区（眉部上方靠近头侧约 1cm 处），然后在局部注射少量 1% 的 Xylocaine® E。

求美者的术前评估和治疗案例 20～39岁

求美者的术前评估和治疗案例 40～59岁

求美者的术前评估和治疗案例 60岁以上

填充剂与其他治疗的联合应用

注射鼻整形术

近期流行的注射法

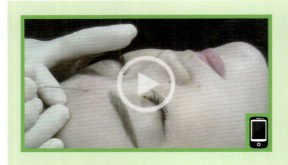

▶ 视频 079（15 秒）：进针

轻轻拉伸眉间的皮肤，将 20G 锐针插入皮下数毫米。

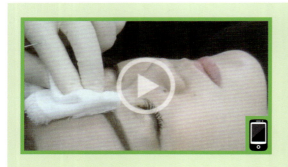

出针头并重新插入。

▶ 视频 080（23 秒）：钝针刺入

眉间部位，尤其是外侧，栓塞风险很高，且血管走行变异较大，务必使用较粗的钝针（作者使用的是 22G）。

刺入预定注射层次（深层脂肪层）。提起皮肤，轻轻推进针头，直到针尖触及骨膜。到达深层脂肪层时，阻力会减小。如果出现剧烈疼痛，应拔

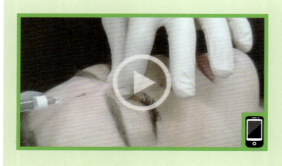

▶ 视频 081（133 秒）：注射

以退针注射法连续注射透明质酸。注意不要一次注射过多。在求美者适应之前，应于中线上注射，避免于外侧注射。

● **按摩：** 通过按摩可以调整高度。根据眉间的原始形状，将上缘塑造成细长的梯形。

● **确认效果：** 请求美者以坐位确认效果。治疗后的护理与鼻背相同。

🌿 鼻小柱（膜性鼻中隔）注射（栓塞风险 ★ ☆ ☆）

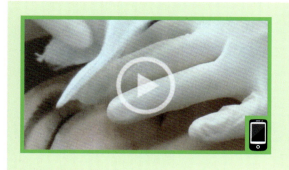

▶ **视频 082（16 秒）：麻醉**

　　冰敷鼻尖，从鼻尖至鼻中隔前缘局部注射少量 1% 的 Xylocaine® E。

　　鼻小柱底部也同样进行冰敷，然后从该部位至鼻中隔下缘局部注射麻药。

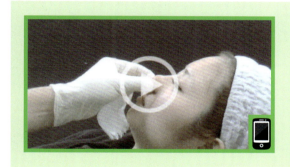

▶ **视频 083（31 秒）：进针**

　　轻微拉起鼻小柱，插入 20G 锐针数毫米。

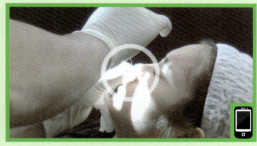

▶ **视频 084（17 秒）：钝针刺入**

　　注射层次为鼻中隔软骨的前缘至下缘的膜性鼻中隔区域（图10）。用拇指和食指捏住鼻小柱，指尖可摸到鼻中隔下缘。

　　由于上唇动脉位于鼻小柱皮下浅层，应拉起鼻小柱皮肤，将针尖刺入鼻中隔前缘至下缘附近的深度。

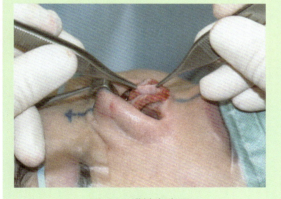

图 10　膜性鼻中隔
对鼻尖部位起支撑作用，并使其具有一定的活动性。

求美者的术前评估和治疗案例 20～39 岁 Ｉ

求美者的术前评估和治疗案例 40～59 岁 Ⅱ

求美者的术前评估和治疗案例 60 岁以上 Ⅲ

填充剂与其他治疗的联合应用 Ⅳ

注射鼻整形术 Ⅴ

近期流行的注射法 Ⅵ

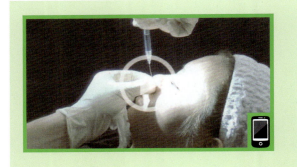

▶ 视频085（42秒）：注射

一边用指尖检查形态，一边以退针注射法于鼻小柱底部至鼻尖部连续柱状注射透明质酸。观察侧面轮廓，在鼻小柱底部也予以注射，抬高鼻唇角。鼻小柱也是在鼻小柱基部注射，以提升鼻唇沟。鼻小柱虽然会下拉一些，但由于并未过度抬高鼻尖，因此不会形成朝天鼻。

●**按摩：** 一般不进行按摩。

●**确认效果：** 请求美者以坐位确认效果。治疗后的护理与鼻背相同。

🌿 鼻尖部注射（栓塞风险★★★）

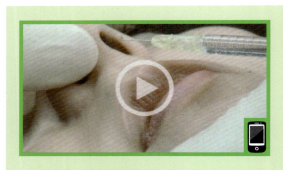

▶ 视频086（36秒）：麻醉

从两侧鼻腔内，于鼻翼软骨内侧脚移行部的软骨膜内至软骨膜下局部注射1%的 Xylocaine® E（图11）。注意不要损伤鼻翼软骨。

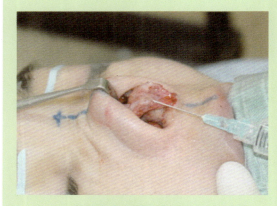

图11　鼻翼软骨内侧脚移行部注射示意图

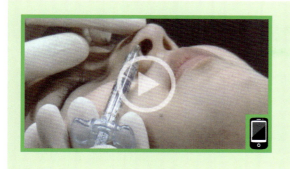

▶ 视频 087（54 秒）：注射

使用 30G 锐针。观察侧面轮廓，采用累积注射法进行注射，一般单侧不超过 0.05mL。同时对膜性鼻中隔也进行注射，可增强支撑力，进一步抬高鼻尖。如果求美者疼痛感或焦虑程度较重，可在笑气下进行注射。

- **按摩：** 一般不进行按摩。

- **确认效果：** 请求美者以坐位确认效果。治疗后的护理与鼻背相同。

适合鼻部注射的透明质酸制剂

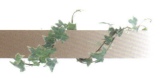

作者经常使用下列透明质酸制剂。考虑到每种制剂的特点、求美者的诉求，以及鼻部的基础条件，不同案例可以使用不同的制剂。

- **CLEVIEL CONTOUR®（Aestura）（含 0.3% 利多卡因）**

    优点：吸水性低，不易扩散，并能在较长时间内保持形态。对于有一定注射经验的医生来说是最好操作的制剂。抗形变力强，适用于抬高鼻尖及塑造细窄的鼻背。是鼻部注射最常用的透明质酸制剂。

    缺点：由于浓度高、密度大，玻璃酸酶（透明质酸溶解酶）起效迟缓，一次注射可能无法完全溶解。由于透明质酸是根据溶解酶剂量进行溶解的，因此与其他制剂相比，如果想要溶解该制剂，则需要使用更多的溶解酶。

- **乔雅登丰颜®（艾尔建日本）（含 0.3% 利多卡因）**

    优点：黏弹性极佳，不易受面部表情肌肉影响，对于软组织的增容可维持较长时间。尤其适用于鼻小柱（膜性鼻中隔）的注射。

    缺点：不适合塑造细窄的鼻背。

- **TEOSYAL® RHA 4（Teoxane）（含 0.3% 利多卡因）**

    与 STYLAGE® XXL（Vivacy）使用感几乎相同。

    优点：由于交联度低且为长链结构，具有黏弹性，易于增高，操作简单。能塑造自然的鼻部线条，因此经验少的医生也可使用。

求美者的术前评估和治疗案例 20～39 岁 Ⅰ

求美者的术前评估和治疗案例 40～59 岁 Ⅱ

求美者的术前评估和治疗案例 60 岁以上 Ⅲ

填充剂与其他治疗的联合应用 Ⅳ

注射鼻整形术 Ⅴ

近期流行的注射法 Ⅵ

缺点：注射高度越高，也会导致宽度越宽，不适合希望鼻梁细窄者。

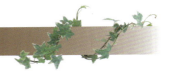

钝针直径的选择

通常使用 22G 钝针（TSK Steriject Hypodermic Needle CSH Cannula，TSK）（图 12）。虽然不同医生的偏好会有所不同，但是在眉间和鼻尖等高风险区域进行注射时，不建议使用 27G 或其他较细的钝针。在鼻背进行注射时，与改善皱纹不同，其目的是增加体积，因此较粗的钝针就可以获得良好的效果。

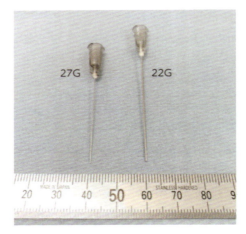

图 12　22G 与 27G 钝针

并发症及其处理

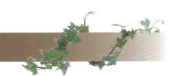

鼻部注射可能产生的并发症如下。

出血·血肿

一旦发生内出血，与求美者之间的信任关系就很容易破裂。通过冰敷注射部位、使用钝针，以及注射后让求美者在院内休息一段时间再离院等措施，可以进行预防。

🍃 肿胀

根据制剂和求美者的情况，注射部位可能会出现肿胀，应事先说明会在 1 周左右逐渐消退。此外，过度塑形和按摩也会加重肿胀。

🍃 血管新生

如多次向浅层注射可能刺激毛细血管生成。

🍃 色素沉着

进针处可能会出现色素沉着。插入钝针时应手法轻柔，还应嘱咐求美者注射后当天不要化妆等。

🍃 感染

如果疑为急性感染，应穿刺排出透明质酸，并进行清洗、注射溶解酶、口服抗生素等处理。进针处应卸妆，并按照手术标准清洁该部位。

🍃 过敏

求美者可能会对交联剂有过敏反应，因此建议求美者注射后在院内休息 15min。之后如有不适，应随时与医疗机构取得联系。如果确实产生过敏症状，应注射与透明质酸等量的溶解酶，并考虑让求美者口服抗过敏药物或静脉注射类固醇。

🍃 肉芽肿

这是一种慢性炎症反应，可能与透明质酸注射后包膜形成有关。如果穿刺排出透明质酸、注射溶解酶、口服或静脉注射抗生素都不能改善病情，则可能需要进行手术治疗。

求美者的术前评估和治疗案例 20～39岁 Ⅰ

求美者的术前评估和治疗案例 40～59岁 Ⅱ

求美者的术前评估和治疗案例 60岁以上 Ⅲ

填充剂与其他治疗的联合应用 Ⅳ

注射鼻整形术 Ⅴ

近期流行的注射法 Ⅵ

症状恶化的速度取决于原因是误注射进血管内（栓塞）还是血管外的过度注射（压迫），以及是动脉还是静脉源性的。外鼻的血液供应形态多样，血管直径也各不相同。

要将栓塞风险降至最低，必须做到最以几点：①熟悉解剖结构；②使用直径较粗的钝针（最好小于23G）；③谨慎缓慢地进行注射；④注射时应把握钝针的深度；⑤注射时应确认注射的阻力；⑥密切关注求美者在注射过程中的感受（如突然的剧痛、眼周肿胀、不适感）；⑦备足溶解酶，并与大医院（眼科）建立联系，防患于未然。

（根据鼻部手术的经验，鼻背动脉的血管直径在一定程度上与外鼻皮肤的厚度成正比。在外鼻皮肤较厚重的情况下，用锐针注射透明质酸的风险极高。）

可吸收线埋线法鼻整形术的适应证及优缺点

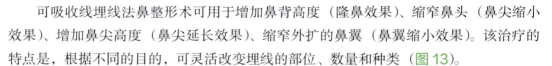

可吸收线埋线法鼻整形术可用于增加鼻背高度（隆鼻效果）、缩窄鼻头（鼻尖缩小效果）、增加鼻尖高度（鼻尖延长效果）、缩窄外扩的鼻翼（鼻翼缩小效果）。该治疗的特点是，根据不同的目的，可灵活改变埋线的部位、数量和种类（图13）。

该治疗简便易行，几乎不需要恢复期，与注射透明质酸一样，适合希望轻微改变的求美者。但是，也经常会遇到求美者说"1个月效果就消失了"，或者出现线头外露、鼻尖皮肤凹陷的案例。如果适应证判断错误，任何治疗都有可能导致并发症，该技术也不例外（图14）。该治疗方法不仅对于求美者，而且对于医生也是极为简单的操作。

埋线治疗，尤其是以提升为目的的治疗，已成为降低医学美容门槛的主流治疗方

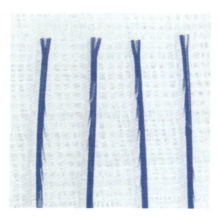

图13　MISKO 线

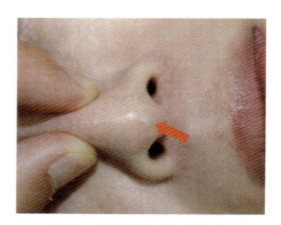

图14　可吸收线外露和皮肤变薄

法。但是需要注意，外鼻组织的解剖学特征与进行埋线提升的面部其他部位的皮肤和皮下组织有以下 3 点不同：外鼻皮肤皮脂腺丰富、鼻部存在软骨、鼻部为立体结构。

🍃 皮脂腺的影响与感染风险

外鼻皮肤皮脂腺丰富，因此感染风险很高，需要外科手术级别的清洁消毒。此外，即便是可吸收线也是异物，一旦发生感染，必须将线取出。

在术后早期，取出线体相对容易。越到后期，取出线体就越困难。如果线体没有完全去除，鼻尖瘘管就会不断流脓，直到线体被完全吸收为止。埋线数量越多，细菌等随着表皮成分从皮脂腺丰富的鼻尖处被带入的概率就越大，感染率就越高。微整形的并发症有时也非常严重（图 15）。

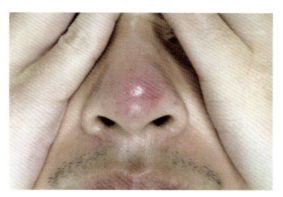

图 15　MISKO 线埋线后的感染
随着时间的推移，取线愈发困难。
（图片提供：Dr. Bong Chul kim）

🍃 对鼻翼软骨的影响

在鼻内可能会出现不可预知的问题。特别是在鼻尖缩小和鼻尖延长的过程中，多见软骨损伤或变形的病例。东方人的鼻翼软骨支撑力不强，一旦变形就很难矫正。

此外，可吸收线降解过程中发生的细胞变性会在软骨周围持续一段时间，可能导致软骨脆化和肉芽肿。必须熟悉鼻部解剖结构，避免误插入软骨。

🍃 埋线改变鼻部立体结构的风险

鼻部相对于面部平面向前方凸出，在很大程度上受到面部肌肉的影响（图 16）。在使用线体延长鼻尖后，每当唇部有较大幅度的动作，如大笑或咀嚼时，鼻尖就会受到反

求美者的术前评估和治疗案例 20~39 岁　Ⅰ

求美者的术前评估和治疗案例 40~59 岁　Ⅱ

求美者的术前评估和治疗案例 60 岁以上　Ⅲ

填充剂与其他治疗的联合应用　Ⅳ

注射鼻整形术　Ⅴ

近期流行的注射法　Ⅵ

作用力的影响。即使用软骨作为支撑，如鼻中隔延长术，鼻尖的长期后缩也是一个问题，因此，即使是带倒刺的粗可吸收线，也不可避免地会受到反作用力的影响而回缩。埋线治疗时，必须考虑到反作用力是仅靠线体顶端这一点来支撑的。

　　另外，就算不受反作用力的影响，也不一定能保证良好的效果。为什么L型硅胶假体会出现问题？就是因为异物长期支撑鼻尖，导致硅胶穿出皮肤。不过，正如L型假体也有成功的案例一样，埋线鼻尖延长术后也有很多案例没有产生任何问题。归根结底，治疗结果取决于准确判断手术适应证的能力。

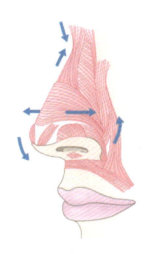

图16　鼻尖受力情况

　　综上所述，适合可吸收线鼻整形术（尤其是鼻尖延长）的鼻部类型如下。匹配特征越多，并发症发生率越低（下表）。

表　适合可吸收线埋线法鼻整形术的鼻部特征

适应证（尤其是鼻尖延长）
（1）外鼻皮肤厚（⇔外鼻皮肤薄）
（2）外鼻皮肤柔软（⇔外鼻皮肤硬）
（3）皮脂腺不明显（⇔皮脂腺明显）
（4）鼻孔圆（软骨支撑力不佳）（⇔鼻孔细长）
（5）难以摸到软骨（⇔可摸到软骨）
（6）鼻尖不向上（⇔鼻尖向上）
（7）期望值合理（⇔期望值过高）

如果软骨支撑力佳，鼻孔细长，说明鼻尖的皮肤已经被拉伸，再用埋线抬高鼻尖，线体很容易外露［上表中的（1）、（2）、（4）、（5）都与皮肤的伸展性有关］。

笔者通过在鼻尖和鼻小柱注射透明质酸，取代埋线鼻尖延长术，也能获得相似的效果。虽然术后即刻效果不如埋线，但如果选择合适的制剂，也可实现相对长期的维持效果（详见上文"适合鼻部注射的透明质酸制剂"）。埋线和透明质酸注射各有优缺点，可吸收线埋线法鼻整形术，易被抗拒手术的求美者所接受。至于这项技术的最终效果，则取决于医生的技术和判断力。

要点——个人技巧和原则
鼻尖是尖的吗？

鼻尖注射透明质酸一般很难达到效果。其原因在于，如果为了达到高度而增加透明质酸的注射量，鼻尖就会变宽，变得更为厚重。这与东方人的鼻部特点有关，如皮肤厚（难以塑形）、软骨发育不良（支撑力弱）等。

本来鼻尖是指由 4 个鼻尖表现点（tip defining point）所组成的四方形部分。表现点分别为鼻尖上点（supratip break point）、两侧穹隆点（dome point）、鼻小柱 – 小叶连接点（columellar lobular junction point）（图 17）。除非软骨支撑力极佳，鼻部皮肤极薄，否则无法清楚地确定所有 4 个点。在注射时应注意这 4 个点，并根据鼻部

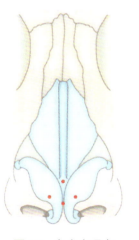

图 17　鼻尖表现点

求美者的术前评估和治疗案例 20～39 岁 Ⅰ

求美者的术前评估和治疗案例 40～59 岁 Ⅱ

求美者的术前评估和治疗案例 60 岁以上 Ⅲ

填充剂与其他治疗的联合应用 Ⅳ

注射鼻整形术 Ⅴ

近期流行的注射法 Ⅵ

皮肤的厚度、鼻翼软骨的形态和支撑力调整注射点位。另外，还应注意，有些情况本身就不适合注射，如蒜头鼻（图18）。

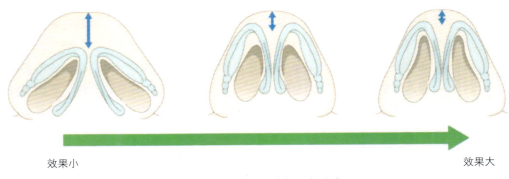

效果小　　　　　　　　　　　　　　　　　　　　　　　　　效果大

图18　各种鼻尖形态与注射方案

案例19：注射鼻整形术

　　鼻部注射必须格外小心，因栓塞导致失明的报道屡见不鲜。此外，与其他部位的注射不同，如本节所述，设计方案至关重要。不仅是鼻部形态，还要考虑与整个面部的协调，可以说是填充剂注射治疗中难度较高的部位。

　　近年来，由于担心栓塞导致失明，较为简便的可吸收线埋线隆鼻术已大量开展，但是并发症比注射隆鼻更为多发。透明质酸等填充剂有溶解酶，可以恢复原状，但线体一旦植入，就很难取出来了。

【岩城佳津美】

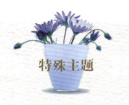

特殊主题

面具的意义（闲谈）

在我离开大学医局，作为美容外科医生刚起步时，遇到了这样一位求美者。她对自己的鼻部要求极高。"我的鼻梁要像峭壁一样""从眉间开始鼻子的弧线要非常明显"等，她独特的要求让我这个新人难以理解，诊室里的气氛也逐渐沉重。也许是感受到了这种气氛，求美者说："我的要求确实很难理解吧。所以我今天做了一个石膏模型。"接着她从包里拿出了一个自己制作的面具。百闻不如一见……这确实是一个兼具"鼻梁像峭壁""眉毛至鼻背弧线流畅"的面具。我仍记得当时我惊呆了，但依然竭力劝说她那副面具的鼻子并不自然。

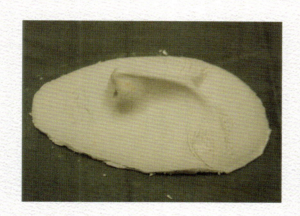

然而，当我积累了更多的咨询经验，再次看到面具时，我开始有了与当时不同的想法。那位求美者真正的诉求是什么？强调着她理想的面具也仅仅是一种想象，她真正想要的可能只是眉间延伸出的流畅弧度和细高的鼻梁而已。如今治疗结果已无从知晓，但这次经历让我明白，要了解求美者的期望和面具背后的深意是多么困难。

鼻部整形真是一门深奥的学问。

【室　孝明】

求美者的术前评估和治疗案例 20～39岁　第 I 章

求美者的术前评估和治疗案例 40～59岁　第 II 章

求美者的术前评估和治疗案例 60岁以上　第 III 章

填充剂与其他治疗的联合应用　第 IV 章

注射鼻整形术　第 V 章

近期流行的注射法　第 VI 章

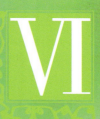

VI

近期流行的注射法

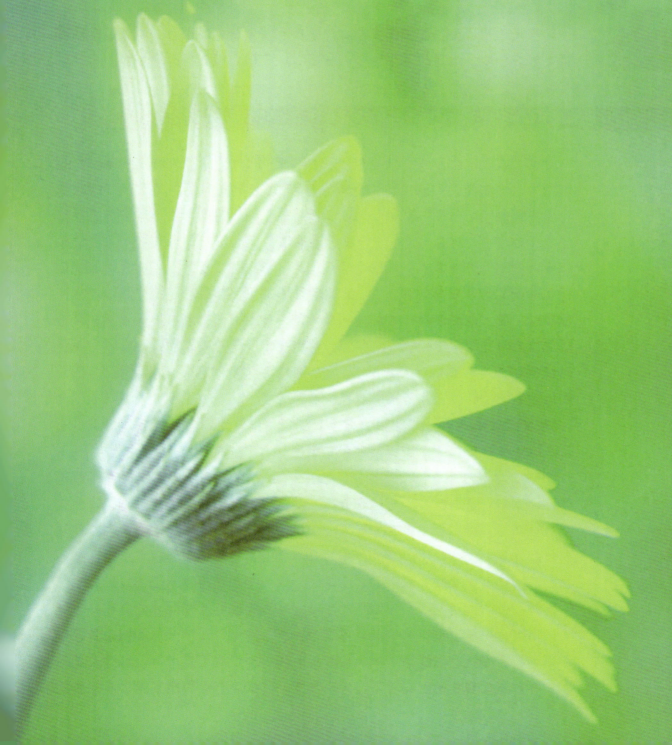

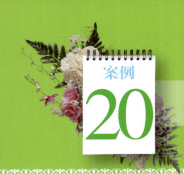

20 高德美的 True Lift 注射法

银座 K 皮肤诊所
庆田 朋子

前言

True Lift 注射法是近期流行的注射法，基于面部解剖结构特点，在支撑真性支持韧带的提升点位上注射少量透明质酸，提供组织支撑，以获得自然提升的效果。此方法最初特指使用高德美瑞蓝·丽堤®丽多™（原 Restylane® Perlane Lido）的注射方法。

这是一种简单、安全的注射方法，可强化骨性支撑而无肿胀感，年轻求美者也适用，极有可能成为未来的标准注射方法。

基本概念和原理

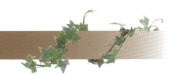

面部老化涉及 5 个因素：第一个因素是皮肤的松弛。一般来说，光老化和自然老化的比例为 8 : 2，除了吸烟等不良生活习惯，轻微炎症反复发作也会导致皮肤松弛。第二个因素是胶原蛋白的断裂和变性导致的支持韧带衰退。除了自然衰老，物理施压（如剧烈按摩）也会加速衰老过程。第三个因素是脂肪流失和移位，额部、颞部、中面部、颊外侧和颏部周围是脂肪容易减少的部位。再加上第二个因素支持韧带衰退导致的脂肪下垂和偏移，面部外观会明显改变。第四个因素是面部肌肉的衰老和过度紧张。第五个因素是选择性骨吸收导致的面部骨骼变形。

除了"皮肤松弛"和"脂肪减少"，其他因素求美者自己很难注意到，因此有必要对求美者进行教育和指导。

在以上 5 种与老化有关的因素中，True Lift 注射法从真性支持韧带着手。支持韧带像树干一样，为纤维性韧带，起于骨骼、深层筋膜，止于皮肤，将软组织固定在面部骨骼上。当真性韧带像旧橡皮筋一样失去弹力、松弛时，皮肤、脂肪和筋膜都会下垂，从而导致皱纹和皮肤松弛。

透明质酸注射不仅可以补充失去的容量，同时透明质酸可以刺激胶原纤维再生，因此是一种长期抗衰疗效良好的治疗方法。但是如果希望通过过度注射消除浅表皱纹，就会导致外观不自然。为了避免这种情况，在"正确的部位"注射"最少"的剂量，治疗与治疗之间"保持足够的间隔"十分重要。

True Lift 注射法是以"不过度注射的同时达到效果"为目的所研发的技术，且注射方法也很简单。以眶韧带（orbital lig.）、颧韧带（zygomatic lig.）、上颌韧带（maxillary lig.）和下颌韧带（mandibular lig.）这 4 处韧带为目标区域。为清晰起见，注射点从上到下依次编号为 TL1 ~ TL4（图 1）。TL1 和 TL2 像铆钉一样加固真性韧带，获得提升效果；TL3 和 TL4 则将真性韧带向前推，像堤坝一样支撑上方下垂的脂肪组织。

其中重要的技巧是，必须从 TL1 和 TL2 开始，然后再进行 TL3 和 TL4 的注射。

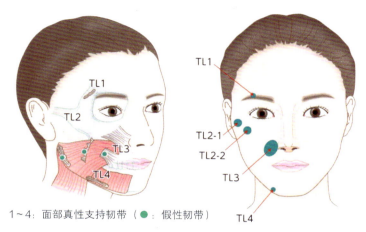

1～4: 面部真性支持韧带 （●: 假性韧带）

图1　True Lift 注射法的治疗对象真性韧带和注射点位

制剂的特点

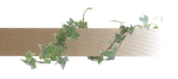

使用的制剂是瑞蓝·丽瑅®丽多™，由于其凝胶颗粒较大，因此具有坚实的提升效果。为支撑和加固真性支持韧带，瞄准骨骼正上方的韧带基部进行注射，从而达到物理性的提升，并提供长期的胶原蛋白再生效果。

操作要点

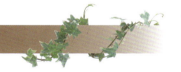

🍃TL1

眶韧带（orbital lig.）将眉部外侧的皮肤固定在眶上缘的外侧，并从眶上缘的外侧延伸至眶外侧缘。

求美者的术前评估和治疗案例 20～39岁 Ⅰ

求美者的术前评估和治疗案例 40～59岁 Ⅱ

求美者的术前评估和治疗案例 60岁以上 Ⅲ

填充剂与其他治疗的联合应用 Ⅳ

注射鼻整形术 Ⅴ

近期流行的注射法 Ⅵ

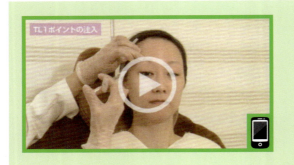

视频 088（41 秒）：TL1 的注射

TL1 注射点位于眶上缘外侧约 1cm 上方的凹陷处。让求美者尽量往上抬眉，触诊确认眉毛外侧最上抬部分的上方凹陷处。建议对多名求美者进行触诊，以了解凹陷明显和不明显的情况。

上提注射点位的皮肤，深层进针至韧带下，以单点法注射 0.1mL。注射后，慢慢将手从皮肤上移开，从下往上轻轻提起皮肤，使瑞蓝·丽堤®丽多™位于韧带下。

TL2

颧韧带（也称颧骨韧带，zygomatic lig.）始于颧弓下缘，止于真皮，位于颧大肌起始部的后方。触诊确认耳屏上前方 4cm 处、颧弓下约 1cm 处的凹陷作为注射点位。由于颧韧带分布广且力量强，因此要注射 2 个点位。

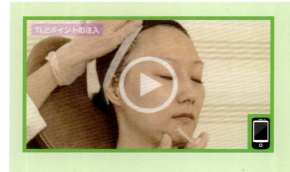

视频 089（55 秒）：TL2 的注射

将皮肤向上提拉，进针至骨骼上、韧带下，在 2 个点位各注射 0.1 ~ 0.15mL。

注射后，从下往上推注射部位，使瑞蓝·丽堤®丽多™位于韧带下。

🍃 TL3

　　上颌韧带（maxillary lig.）位于上颌骨的下缘，固定口腔前庭的软组织。注射点位是法令纹基部最深的凹沟处。

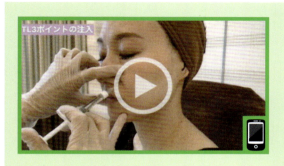

▶ 视频 090（34 秒）：TL3 的注射

　　以与皮肤表面呈 45°角进针，深深插入法令纹基部，直至触及骨骼。在进行回抽测试后，以单点法在骨膜上缓慢注射 0.2～0.4mL。在皮下脂肪较厚的情况下，配套的针头可能太短，因此必须注意不要注射过浅。使用长针头更为安全。

　　TL3 附近有面动脉，属于危险区域。不过，由于面动脉走行于皮下脂肪层和肌肉层，只要注射深度到达骨骼表面，就可以避免注射进血管内的风险。

🍃 TL4

　　下颌韧带（mandibular lig.）将皮肤固定在下颌骨上。TL4 的注射点位为木偶纹与下颌线相交处的凹陷区。

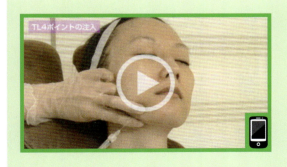

▶ 视频 091（57 秒）：TL4 的注射

　　TL4 与 TL3 相同，无须提拉皮肤，进针至骨膜上，用单点法注射 0.1mL。如果皮下脂肪较薄，注射部位会略微隆起，建议用纱布轻轻垂直按压，使注射部位填充剂与组织融合。

　　以上 5 点位共注射 1.0mL，单侧使用 1 支瑞蓝·丽瑅®丽多™。

求美者的术前评估和治疗案例 20～39 岁 Ⅰ
求美者的术前评估和治疗案例 40～59 岁 Ⅱ
求美者的术前评估和治疗案例 60 岁以上 Ⅲ
填充剂与其他治疗的联合应用 Ⅳ
注射鼻整形术 Ⅴ
近期流行的注射法 Ⅵ

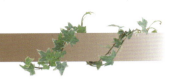

案例

【案例1】36 岁，女性

● **主诉：** 颊部松弛，看起来显老；眼睑下垂，看起来显疲惫。

● **术前评估与治疗方案：**

面部轮廓和比例良好，整体偏瘦。因松弛程度较轻、组织较薄，判断非常适合采用 True Lift 注射法。

首先，在 TL1 和 TL2 处单侧注射 0.5mL，两侧共注射 1.0mL 瑞蓝·丽提® 丽多™。在进行了上述"True Lift 注射法"（部分治疗）后拍摄了照片。上睑下垂的情况得到了改善，颊外侧得到了提升。求美者自己感觉睁眼不费力了。之后又在 TL3 和 TL4 进行了追加注射，实施了"True Lift 注射法"（标准治疗），提升了颊中部的位置，轮廓变得清晰。

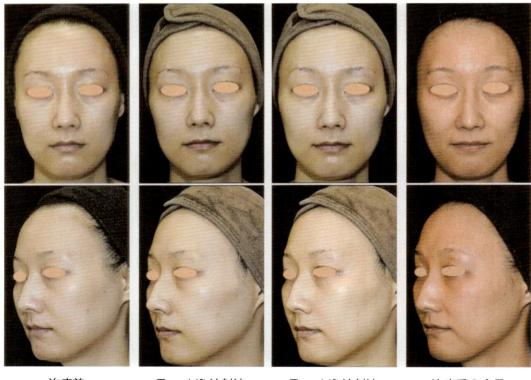

| 治疗前 | True Lift 注射法（部分治疗）后即刻 | True Lift 注射法（标准治疗）后即刻 | 治疗后 6 个月 |

● **术后评估：**　　6 个月后，虽然提眉的效果减弱，但颊部提升的效果仍保持良好。

● **技巧要点：**

　　老化导致的眼睑下垂症状在 30 岁中后期开始逐渐出现。在眶韧带的正确位置注射透明质酸，术后即刻睁眼轻松，求美者非常满意。

　　TL2 和 TL3 点位能使面颊看起来更立体，通过在此两处点位注射透明质酸可提升颊部。如果左右面颊下垂程度不同，可以在下垂程度较重一侧增加 TL2 点位，以达到左右对称。

【案例 2】40 岁，女性

● **主诉：**　　数年前开始在意口角下垂，希望注射治疗既能起到抗衰效果，又不会使口周有明显容量增加的感觉。

● **术前评估与治疗方案：**

　　面部轮廓和五官比例良好，整体偏瘦。因松弛程度较轻、组织较薄，判断非常适合采用 True Lift 注射法。

　　采用 True Lift 注射法（标准治疗），在左右两侧的 TL1 ~ TL4 共注射了 2.0mL 瑞蓝·丽缇®丽多™。面部没有肿胀感，还达到了提升效果。

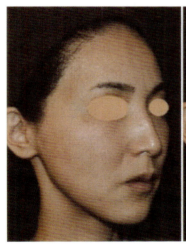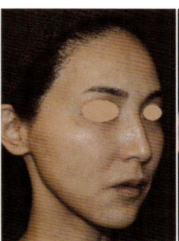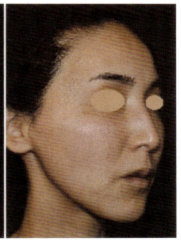

治疗前　　　　　　　　True Lift 注射法　　　　　　True Lift 注射法
　　　　　　　　　　（标准治疗）后即刻　　　　（标准治疗）后 2 个月

求美者的术前评估和治疗案例 20~39 岁 I

求美者的术前评估和治疗案例 40~59 岁 II

求美者的术前评估和治疗案例 60 岁以上 III

填充剂与其他治疗的联合应用 IV

注射鼻整形术 V

近期流行的注射法 VI

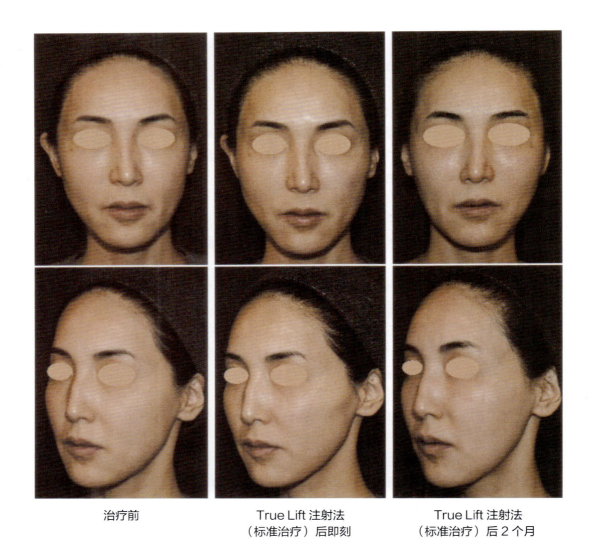

| 治疗前 | True Lift 注射法
（标准治疗）后即刻 | True Lift 注射法
（标准治疗）后 2 个月 |

● **术后评估：** 2 个月后，提升效果仍保持。

● **技巧要点：**

　　为了在不影响本人气质的同时，治疗出现松弛迹象的消瘦型求美者，建议在提升力强的点位进行小剂量注射。虽然从照片上看不出太大差异，但是由于求美者的求美意识很强，能够感受到微小且自然的变化，因此对于治疗后的效果非常满意。

　　注射 TL2（加强颧韧带）和 TL3（支撑上颌韧带）可使面颊得到立体提升。效果可维持约 1 年，如果需要，还可以针对浅层皱纹注射较软的透明质酸，来提高求美者满意度。

要点——True Lift 注射法的实际应用

在笔者所在医院，透明质酸注射的治疗方案一般为先通过加固韧带来改善下垂，然后再改善轮廓。当然，如果求美者年龄在 50 岁以上，有明显的下垂和凹陷，而预算又仅有 1 支透明质酸，仅靠 True Lift 注射法就很难获得满意的效果，有时会仅注射效果最明显的鼻唇沟基部作为初步尝试。但是，如果是皮肤松弛导致的法令纹，即使反复注射，法令纹也不会完全消失，口周反而会有明显容量增加的感觉。治疗前还应将重点放在投入足够的时间对求美者进行教育，让他们了解"真正需要治疗的部位""什么是自然美""透明质酸注射效果的局限性"以及"应联合的治疗方法"。

True Lift 注射法单独应用可达到满意效果的条件包括：①年龄在 30～49 岁之间；②皮下脂肪量正常或较少；③骨骼比例良好；④皮肤松弛程度为轻度到中度等。即使不符合这些条件，比如松弛明显的 50 多岁的求美者，虽然单独治疗效果较弱，但是如果与轮廓塑形注射法相结合，则会增强提升效果。

True Lift 注射法的特点可以概括为：①是基于解剖学的注射方法；②强化骨性支撑而无肿胀感；③年轻求美者即可适用；④方法简单而安全。这是近年才流行的注射方法，未来有可能成为标准的治疗方法。

案例 20：高德美的 True Lift 注射法

支撑或提升支持韧带的透明质酸注射，如果没有注射到正确的位置，不仅完全没有效果，还会造成皮肤凹凸不平。另外，即使注射点位只差了一点，也会影响效果。对此只能通过不断实践积累经验。

正如本节所提到的，针对支持韧带的注射，注射前后的外观并不会有明显的变化，但是其目的是"为了防止将来的松弛"，必须事先向求美者解释这一作用，以保证求美者的满意度。

【岩城佳津美】

I 求美者的术前评估和治疗案例 20～39 岁

II 求美者的术前评估和治疗案例 40～59 岁

III 求美者的术前评估和治疗案例 60 岁以上

IV 填充剂与其他治疗的联合应用

V 注射鼻整形术

VI 近期流行的注射法

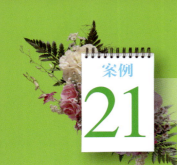

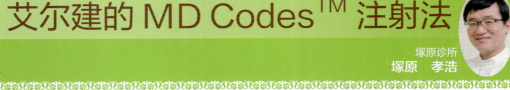

案例 **21**

艾尔建的 MD Codes™ 注射法

塚原诊所
塚原 孝浩

前言

填充治疗几乎没有恢复期，因其简便性而被众多美容医师所应用。预计未来国内外对填充治疗的需求量都将增加。然而，随着其广泛使用，有关失明、组织坏死和脑梗死等并发症的报告也相应增加，建立安全和标准化的操作方法来避免这些问题十分必要。

有鉴于此，艾尔建公司为了让其生产的透明质酸治疗更安全、更有效，提出了 MD Codes™ 注射法。

基本概念和原理

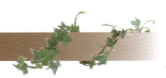

随着填充治疗在全球范围内的不断发展和扩大，急需一种简单易懂、可通用的治疗方法。此外，为了帮求美者打造最理想、自然的面部结构，还有必要制定一份指南，确定每个人的治疗方案，用以实现最佳的治疗效果。

来自巴西的 Mauricio de Maio 医生提出了 "the MdM 8-point lift"，可以用更少的透明质酸实现更有效的提升。随后，在提高面部美容相关医学教育标准的同时，也作为提升求美者安全的操作标准，他制定了 MD Codes™（图1，表1）。在日本，以 MD Codes™ 为基础，艾尔建公司提出了 VST®-Shape/VST®-Eye。该治疗方法将眉间和眼尾肉毒毒素注射与 Juvederm Vista® 系列透明质酸的少量注射进行了结合（图2）。

MD Codes™ 根据面部解剖和结构，采用 Juvederm Vista® 系列，分阶段实施全面部治疗。经过多年逐步修改，并通过研讨会等面向医生的教育活动传播开来。2018 年 3 月，JW Codes™ 作为改善轮廓线的治疗方案被添加到日本国内的适应证中（图3）。

MD Codes™ 由字母、编号和颜色组成，其中字母代表解剖学单位（Ck= 面颊、C= 颏部等），编号代表各解剖学单位内的亚单位（最重要的亚单位为1），用橙色表示需要注意的区域，如走行血管和神经等的部位（表1）。

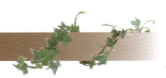

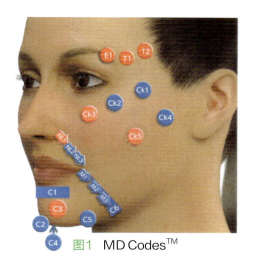

图1　MD Codes™

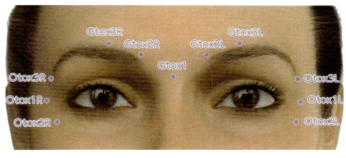

图2　Botox Vista® 的 MD Codes™

Gtox 1：降眉肌的注射点位
Gtox 2R・3R・2L・3L：皱眉肌的注射点位
Otox 1R・2R・3R・1L・2L・3L：眼轮匝肌的注射点位

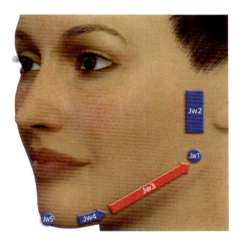

图3　JW Codes™

表1　MD Codes™ 中字母、编号和颜色的基本含义

字母	解剖学单位（Ck= 面颊，C= 颏部，E= 眉尾部，T= 颞部，M= 木偶纹，NL= 鼻唇沟，Jw= 下颌部、下颌后部）
编号	解剖学单位内的亚单位（如 Ck1= 颧弓、Ck2= 颧骨最高点）
颜色	橙色 = 需要特别注意的区域（走行血管、神经等的部位）

I 求美者的术前评估和治疗案例20～39岁

II 求美者的术前评估和治疗案例40～59岁

III 求美者的术前评估和治疗案例60岁以上

IV 填充剂与其他治疗的联合应用

V 注射鼻整形术

VI 近期流行的注射法

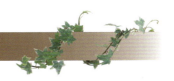

在日本，乔雅登雅致®（以下简称雅致）和乔雅登极致®（以下简称极致）于2014年3月，作为日本首个透明质酸软材料组织注射剂获准生产和销售，用于注射到真皮中层至深层，以矫正面部中度至重度皱纹和凹沟（如鼻唇沟）。2016年9月，乔雅登丰颜®（以下简称丰颜）获准生产和销售，用于皮下和骨膜上注射，以重塑中面部、下颌部和颞部容量。在撰写本书时，该产品在日本的适应证不包括口唇、眼睑的使用及隆鼻等塑形用途。

在日本，4项采用 Hylacross™ 技术生产的 Ultra 系列产品，以及采用 Vycross® 技术生产的丰颜已上市销售（表2，表3）。另外2种 Vycross® 制剂也已获批（表4）。

Ultra 系列用于注射到面部真皮中层至深层，以纠正中度至重度皱纹和凹沟（如鼻唇沟）（图4）。它采用 Hylacross™ 技术生产，具有三维基质结构，含有高浓度和高交联

表2 Hylacross™ 制剂

产品名	乔雅登雅致®	乔雅登极致®
透明质酸浓度	24mg/mL	24mg/mL
注射针头	30G × 1/2	27G × 1/2
麻醉剂	0.3% 盐酸利多卡因	0.3% 盐酸利多卡因
规格	1.0mL × 2	1.0mL × 2
治疗部位	中度至重度皱纹和凹沟（如鼻唇沟）	中度至重度皱纹和凹沟（如鼻唇沟）
注射深度	真皮中层至深层	真皮中层至深层

（改编并转载自艾尔建日本官网。）

表3 Vycross™ 制剂

产品名	乔雅登丰颜®
透明质酸浓度	20mg/mL
注射针头	27G × 1/2
麻醉剂	0.3% 盐酸利多卡因
规格	1.0mL × 2
治疗部位	中面部、下颌部和颞部的增容
注射深度	皮下、骨膜上深层

（改编并转载自艾尔建日本官网。）

表4 获批的 Vycross™ 制剂

产品名	乔雅登质颜®	乔雅登缇颜®
透明质酸浓度	15mg/mL	17.5mg/mL
注射针头	30G × 1/2	30G × 1/2
麻醉剂	0.3% 盐酸利多卡因	0.3% 盐酸利多卡因
规格	1.0mL × 2	1.0mL × 2
治疗部位	轻度至中度皱纹，唇部	中度至重度皱纹和凹沟（如鼻唇沟）
注射深度	真皮浅层至中层，唇黏膜	真皮中层至深层

（改编并转载自 Allergan 官网。）

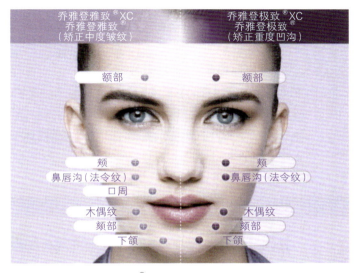

图4　Juvederm Vista® ULTRA 系列适用的皱纹和凹沟的部位
（转载自艾尔建日本官网）

度的透明质酸，形状和粒径大小随机。高交联度的透明质酸凝胶颗粒与非交联的透明质酸混匀并均质化，从而形成平滑黏稠的凝胶。

临床上通常间隔 6~8 个月进行一次治疗。

丰颜用于成人皮下和骨膜上深层注射，以增加中面部、下颌部和颞部减少的容量（图5）。它以 Vycross® 技术生产，是高分子量和低分子量透明质酸的混合物，经过交联以提高交联率，与 Hylacross™ 技术生产的透明质酸注射剂相比，其网状结构更加致密。这使其更耐酶降解，治疗效果更持久。

此外，它在注射后具有极佳的塑形性，因此能形成理想的线条，之后也不易变形。而且具有"低吸水性"，注射后不易肿胀。兼具弹性和内聚力，可用于增容及提升。临床上通常间隔 8~12 个月进行一次治疗。

求美者的术前评估和治疗案例 20~39岁 Ⅰ

求美者的术前评估和治疗案例 40~59岁 Ⅱ

求美者的术前评估和治疗案例 60岁以上 Ⅲ

填充剂与其他治疗的联合应用 Ⅳ

注射鼻整形术 Ⅴ

近期流行的注射法 Ⅵ

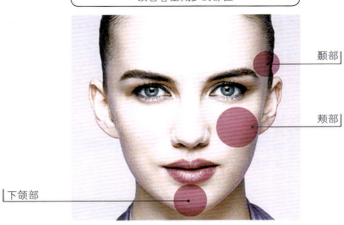

改善容量减少的部位

颞部

颊部

下颌部

图 5　乔雅登丰颜® 适用的增容部位
（转载自艾尔建日本官网）

操作方法

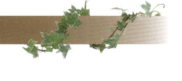

　　面部出现的深层皱纹、凹沟、下垂等老化现象，不仅是皮肤的原因，还是由于年龄的增长，整个面部的组织结构发生了立体变化，包括骨骼流失和退行性改变、肌肉肥大或挛缩、皮下脂肪减少或下垂、支持韧带松弛等。为了改善这些症状，必须考虑老化的机制，不仅要关注皱纹本身，还要关注面部整体，考虑进行立体的改善。

　　此外，不仅要考虑求美者的诉求，还要结合诊断制订治疗方案，以达到最佳的治疗效果，从而提高求美者的满意度。不仅要填充皱纹，还应考虑到引起皱纹的下垂组织的位置变化，要先对整个面部进行评估，再进行注射。

　　治疗前根据 MD Codes™ 制订治疗方案，并进行系统的排序。首先要打好基础，纠正骨萎缩和容积缺失，重塑软组织，继而进行表层微调（图 6）。根据治疗效果和求美者接受度，将治疗方案分为几个步骤（Session）。分步治疗可在同一天进行，也可分几天进行（图 7）。

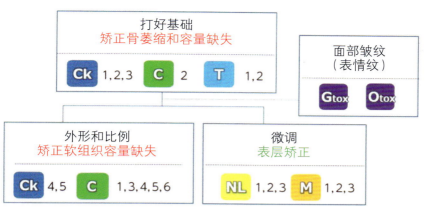

图6 治疗方案的设计思路

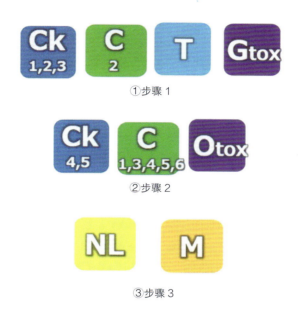

①步骤1

②步骤2

③步骤3

图7 分步治疗实例

🍃 步骤1

在眉间的皱眉肌及降眉间肌的5点位注射保妥适®，共计10～20单位（Gtox）。日本的 MD Codes™ 均使用锐针注射透明质酸。

在颞部（T1・T2）和眉尾部位（EI）进行注射。T1・T2采用单点法在骨膜上注射0.2～0.5mL的丰颜。EI则在骨膜上或深层脂肪层以单点法或线形注射法注入0.1～0.2mL雅致或极致。

在颊部提升点 Ck1・Ck2 注射丰颜。采用单点法在骨膜上注射0.1～0.13mL，提升颧韧带。如果下睑外侧至颊部有凹陷，则在 Ck3 靠近骨膜的深层以单点法注入0.1～0.3mL丰颜，注射时要注意眶下孔（眶下动静脉）（图8）。

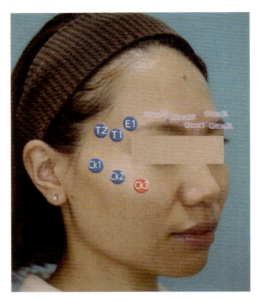

图 8　步骤 1

步骤 2

将保妥适在距外眦 1.5 ~ 2.0cm 处的眼轮匝肌内设计注射点位 1，在该点位内侧（前方）距外眦 1.5 ~ 2.0cm 且与注射点位 1– 内眦连线呈上、下 30° 角处设计另两个注射点位，左右共注射 6 个点位，共应用肉毒毒素 12 ~ 24 单位（Otox）。该注射加上步骤 1 被称为 VST®–Eye。

在颧骨下的内侧和外侧（Ck4 · Ck5），使用扇形注射法于皮下注射 0.2 ~ 0.5mL 丰颜。注射 Ck5 时必须注意面动静脉。

下颌注射均使用丰颜，采用 6 点颏部塑形注射法。C5（图 1）是一个男性点位，用于使颏部方正。C1 采用线形或扇形注射法，在皮下平铺注射 0.5 ~ 1.0mL，形成下颏线条。C2 在骨膜上用单点法注射 0.1 ~ 0.4mL，使颏部变尖。C3 在 C1 两侧，在颏部前方的骨膜上以单点法注射 0.2 ~ 0.4mL。C3 的注射位置不能太靠外，需注意颏动脉。C4 从颏下正中开始，在骨膜上或皮下用单点法注射 0.2 ~ 0.4mL。C2 注射后变尖的颏部可由于注射 C4 而变翘（图 9）。

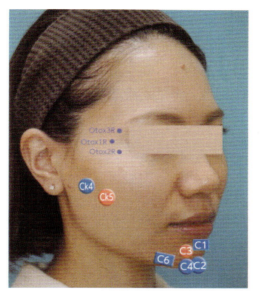

图9 步骤2

步骤3

　　将雅致或极致注入鼻唇沟的真皮层。上部（NL1）用扇形或线形注射法注射0.1～0.4mL，中部（NL2）用线形注射法注射0.2～0.4mL，下部（NL3）用线形注射法注射0.1～0.2mL。在实际治疗中，还会用单点注射法在NL1位置于骨膜上注射约0.2mL丰颜，MD Codes™并不包含这一注射方法。由于该区域存在内眦动脉（可因逆行性栓塞导致失明）、侧鼻动脉（可导致鼻翼和鼻尖坏死），因此必须格外小心。

　　对于木偶纹（M1、M2和M3），采用线形注射法于真皮层注射0.1～0.4mL雅致或极致，各点位0.1～0.4mL（图10）。

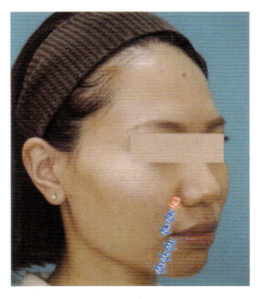

图10 步骤3

求美者的术前评估和治疗案例 20～39岁 Ⅰ

求美者的术前评估和治疗案例 40～59岁 Ⅱ

求美者的术前评估和治疗案例 60岁以上 Ⅲ

填充剂与其他治疗的联合应用 Ⅳ

注射鼻整形术 Ⅴ

近期流行的注射法 Ⅵ

239

根据求美者具体情况，可选择只进行步骤 1、步骤 2 + 步骤 3 或同时进行所有各步骤。Ck1 ～ Ck5、NL1 ～ NL3、M1 ～ M3、C1·C2·C6 的组合被称为 VST®–Shape，是旨在立体改善全面部的 MD Codes™。

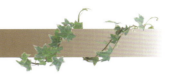

案例

【案例 1】29 岁，女性

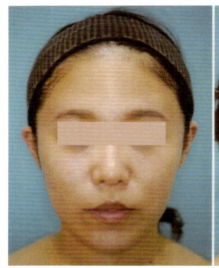 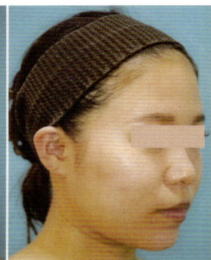 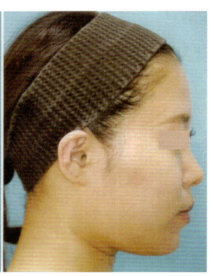

注射前

● **主诉：** 泪沟和鼻唇沟明显。

● **术前评估与治疗方案：**

求美者很年轻，面部组织容量保持相对较好，为使脸形更接近鹅蛋脸，还对颞部进行了额外注射。在 T2 骨膜上注射了 0.5mL 丰颜，Ck3 注射了 0.3mL 丰颜，在 NL1·NL 真皮深层注射了极致。

● **注射后即刻：** 在注射 T2 后，轮廓流畅，显得脸形更小。注射 Ck3 使颊部得到增容，颊部前上方饱满。鼻唇沟也自然地变浅。

● **注射后 1 个月：** 术后即刻效果持续。由于透明质酸具有吸水性，注射后容易肿胀，其肿胀程度有可能超过预期。与其他透明质酸制剂相比，丰颜的优势在于吸水性较低，可维持注射后的即刻形态，因此注射后即刻可预见效果。

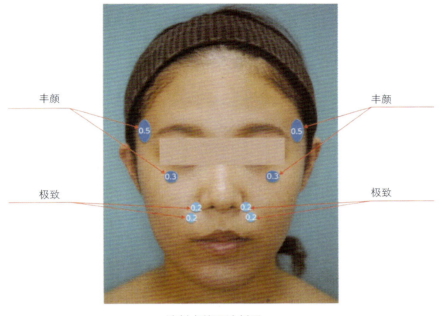

丰颜　　　　　　　　　　　　　　　　　　　　　　丰颜

极致　　　　　　　　　　　　　　　　　　　　　　极致

注射点位及注射量

合计：丰颜 1.6mL（T2 单侧 0.5mL，Ck3 单侧 0.3mL）

极致 0.8mL（NL1・NL2 单侧各 0.2mL）

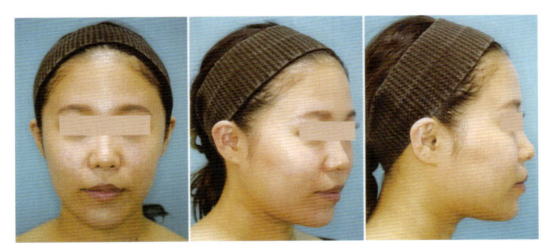

注射后即刻

求美者的术前评估和治疗案例 20～39岁 Ⅰ

求美者的术前评估和治疗案例 40～59岁 Ⅱ

求美者的术前评估和治疗案例 60岁以上 Ⅲ

填充剂与其他治疗的联合应用 Ⅳ

注射鼻整形术 Ⅴ

近期流行的注射法 Ⅵ

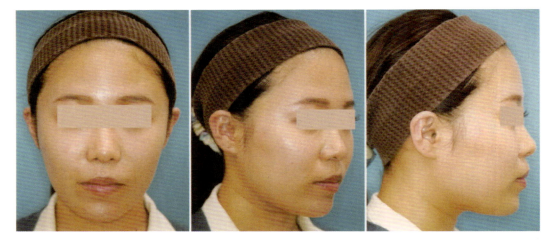

注射后 1 个月

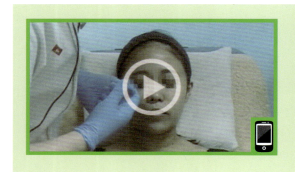

▶ 视频 092（52 秒）：注射 Ck3 区域

　　向 Ck3 区域注射丰颜。由于有眶下动静脉栓塞的风险，因此进针后一定要回抽，以确保没有回血，然后少量缓慢注射。

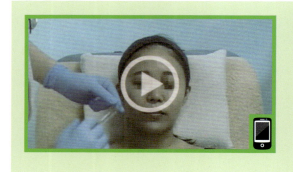

▶ 视频 093（41 秒）：注射 NL1·NL2

　　将极致注射到皮下深层。由于存在内眦动脉（可因逆行性栓塞导致失明）、侧鼻动脉（可导致鼻翼和鼻尖坏死），因此注射前需要回抽以确保没有回血。

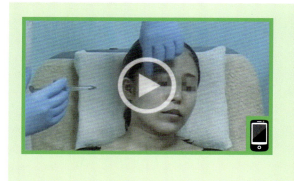

▶ 视频 094（85 秒）：注射颞部 T2

使用丰颜向颞部 T2 注射。用配套的 27G 1/2 锐针进针，使针尖触及骨骼。为确认是否误入血管，一定要缓慢回抽（约 3 秒），确保没有回血，然后开始注射。

缓慢少量注射，同时需留意求美者的疼痛感及周围皮肤是否变白。

【案例 2】 32 岁，女性

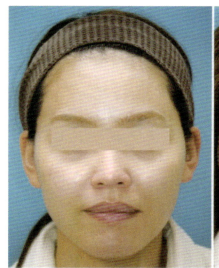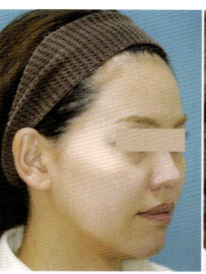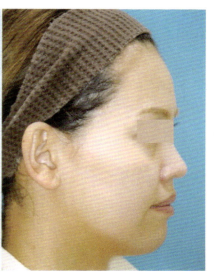

注射前

● **主诉**： 泪沟和鼻唇沟明显。

● **术前评估与治疗方案**：

为了调整轮廓，还追加了颞部注射。在 T1、T2 的骨膜上注射了 0.2mL、0.5mL 丰颜，在 Ck1、Ck2 和 Ck3 的骨膜上也分别注射了 0.2mL 丰颜。Ck1 和 Ck2 是颧韧带的提升点，因此注射时需像用填充剂打铆钉一样的感觉进行注射。在 NL1 和 NL2 的真皮深层各注射了 0.2mL 极致。

● **注射即刻**： 轮廓变得柔和，更接近鹅蛋脸。因 Ck1 和 Ck2 的颧韧带提升效果，面部线条获得提拉。

求美者的术前评估和治疗案例 20～39 岁 I

求美者的术前评估和治疗案例 40～59 岁 II

求美者的术前评估和治疗案例 60 岁以上 III

填充剂与其他治疗的联合应用 IV

注射鼻整形术 V

近期流行的注射法 VI

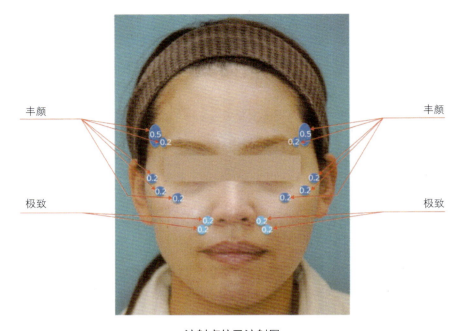

注射点位及注射量

合计：丰颜 2.6mL（T1 单侧 0.2mL，T2 单侧 0.5mL，Ck1·Ck2·CK3 单侧各 0.2mL）

极致 0.8mL（NL1·NL2 单侧各 0.2mL）

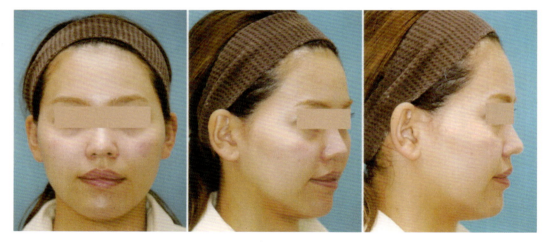

注射后即刻

注射 Ck3 使颊部增容，睑颧沟也减轻。注射 Ck3 还有使鼻唇沟变浅的效果。

● **注射后 1 个月：**

术后的即刻效果在 1 个月后保持良好。

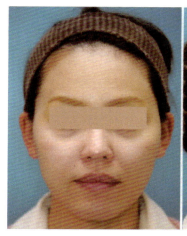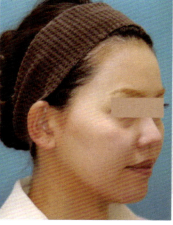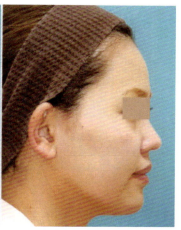

注射后 1 个月

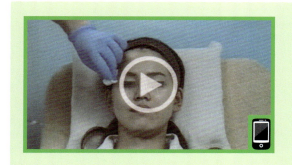

▶ 视频 095（67 秒）：注射颞部 T2

　　注射颞部 T2 时，由于至骨膜的距离较远，配套的 27G 1/2 针头可能会完全没入。在不熟练时，犹豫地进针会引起求美者不安，要确保针头达到骨面。

　　回抽测试需慢慢数"1、2、3"，然后开始注射，不要过急。由于栓塞导致的肤色变化可能出现在距离注射部位较远的地方，因此注射时应注意求美者的整个面部。

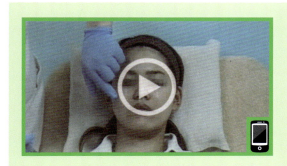

▶ 视频 096（47 秒）：注射 Ck1·Ck2

　　因注射 Ck1·Ck2 是为提拉颧韧带，所以要用非惯用手将画线部位的皮肤向头侧（向上）提拉，像铆钉固定一般，使用单点法在骨膜上注入丰颜。

求美者的术前评估和治疗案例 20~39 岁 Ⅰ

求美者的术前评估和治疗案例 40~59 岁 Ⅱ

求美者的术前评估和治疗案例 60 岁以上 Ⅲ

填充剂与其他治疗的联合应用 Ⅳ

注射鼻整形术 Ⅴ

近期流行的注射法 Ⅵ

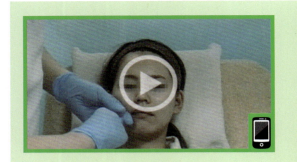

▶ 视频 097（47 秒）：注射 NL1・NL2

　　虽然 NL1・NL2 是皮下深层注射，但为了确保安全，也应进行回抽测试。

[1]Maio MD: Injectable Fillers in Aesthetic Medicine (2nd ed). pp 52–56, Heidelberg, Springer, 2014.

[2]アラガン・ジャパン :MD Codes™ テクニックガイド (パンフレット). アラガン・ジャパン , 2017.

[3]アラガン・ジャパン : ジュビダームビスタ® とは .http://vst-beauty.jp/juvedermvista/professional/pc/about/(最終閲覧 2018/3/4).

[4]アラガン・ジャパン : ジュビダームビスタ® ボリューマ XC 添付文書 . 2017.

[5]アラカン・ジャパン : ジュビダームビスタ® ウルトラ XC・ウルトラプラス XC 添付文書 . 2017.

[6]Allergan: About JUVÉDERM VOLBELLA®. Available from URL: https://www.juvederm.com/content/resources/pdf/isi_juvederm_volbella_xc.pdf. (Accessed 4/3/2018).

[7]FDA: JUVÉDERM VOLLURE™ XC. Available from URL: https://www.access data.fda.gov/cdrh_docs/pdf11/p110033s020c.pdf. (Accessed 4/3/2018).

案例 21：艾尔建的 MD Codes™ 注射法

　　艾尔建的 MD Codes™ 和上一部分"高德美的 True Lift 注射法"，有很多相通之处，但 MD Codes™ 的注射点位更多、更复杂。这两者都可以通过制造商举办的研讨会进行学习。只要购买相关产品，即可参加研讨会，可获得专业医生的免费指导。其实不必拘泥于一种注射方法，重要的是学习多种技术，积累丰富的经验，根据求美者的情况灵活运用。

※ 由于该制剂是国家批准产品，因此治疗会有各种限制（如使用的针头、注射部位和层次等）。但是临床工作中，实际上是根据医生自身的判断在进行治疗。研讨会上培训的内容与实际诊疗之间存在一定的差异，这种情况需要加以注意。

【岩城佳津美】

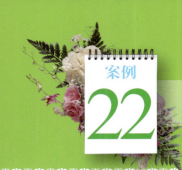

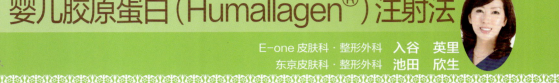

案例 22 婴儿胶原蛋白（Humallagen®）注射法

E-one 皮肤科·整形外科　入谷　英里
东京皮肤科·整形外科　池田　欣生

前言

　　胶原蛋白产品曾有一段时间较为流行，但现在注射产品的主流已被透明质酸所取代。唯一的人源胶原蛋白制剂 Cosmoderm®，也因亏损，于 2010 年停产。

　　2012 年，属于人源胶原蛋白制剂的婴儿胶原蛋白（Humallagen®）在日本上市销售。它含有大量 III 型胶原蛋白，在填充细纹方面效果优于透明质酸。但是维持时间个体差异较大，并非人人适用。如果适应证选择得当，并且注射方法正确，未来有可能成为一种重要的注射填充剂。

　　胶原蛋白会再次风靡全球吗？请大家拭目以待。

案例

【案例1】70 岁 +，女性

● **主诉：**　鼻唇沟至口周皱纹明显。

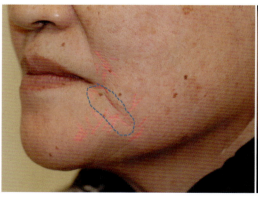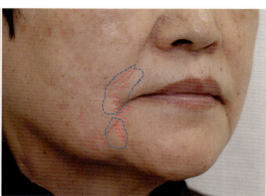

使用的填充剂种类及注射量

针对法令纹及其周围的细纹，注射于真皮层和真皮下层（粉红色标记处），针对木偶纹的深皱纹，注射于皮下组织层（虚线处）。
使用制剂：婴儿胶原蛋白。
使用量：右侧 0.5mL，左侧 0.4mL。

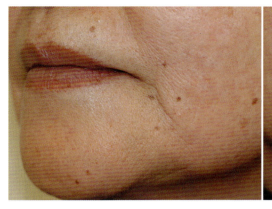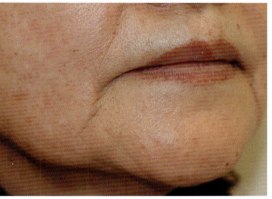

注射前

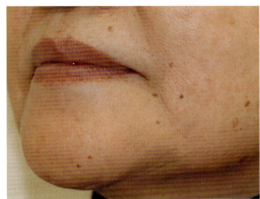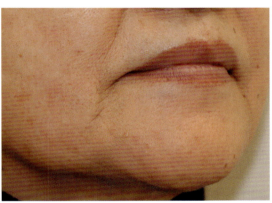

注射后 2 周

● **术前评估与治疗方案：**

　　鼻唇沟至木偶纹可见深皱纹及其周围呈网状的斜向细纹。注射了 Humallagen®
［Regenerative Medicine International (RMI)，以下简称婴儿胶原蛋白］。使用局部麻醉贴或
局部麻醉膏进行麻醉，15 ~ 20min 后再开始注射。注射方法与传统的胶原蛋白制剂类似，
沿着皱纹注射至真皮层。

　　注射使用的是自动注射器（HAiJeta，Hifeel Korea）。由于 1 位求美者就需要多次的
注射，且注射层次为真皮层，因此使用该自动注射器可以减轻医生的负担。

　　由于需注射大量的细纹，因此使用极细针 35G Angeneedle®（Medicade），以尽量减
少内出血。

　　本案例注射部位是鼻唇沟及其周围细纹的真皮层。对于木偶纹的深皱纹，进针至皮
下组织层进行注射。

求美者的术前评估和治疗案例　20 ~ 39 岁　Ⅰ

求美者的术前评估和治疗案例　40 ~ 59 岁　Ⅱ

求美者的术前评估和治疗案例　60 岁以上　Ⅲ

填充剂与其他治疗的联合应用　Ⅳ

注射鼻整形术　Ⅴ

近期流行的注射法　Ⅵ

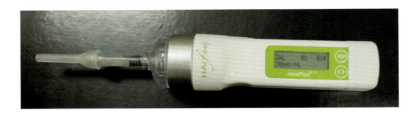

自动注射器（HAiJeta）

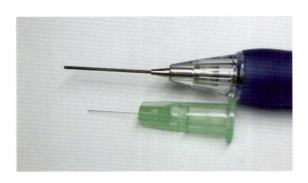

下：35G 针（Angeneedle）上：30G 针

● **注射后即刻**：婴儿胶原蛋白非常适合治疗细纹，而本案例求美者就有很多细小皱纹，是治疗最适用的年龄段。但是，高龄求美者多因老视而视物不清，因此极易出现"吸收太快""没有效果"等客诉。

　　本案例的求美者在咨询时也惊讶地说："我一直在意鼻唇沟等深皱纹。从来没有注意到有这么多细纹。"

　　本次治疗为了单独展示婴儿胶原蛋白的效果，因此没有联合其他治疗项目，但其实本案例有必要联合拉皮、埋线提升和其他填充剂。

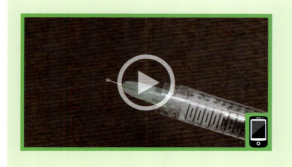

▶ 视频 098（4 秒）：使用 HAiJeta 自动注
射器和 35G Angeneedle 针注射的效果

　　1 单位推注的可调范围为 0.005 ~ 0.1mL，适
合注射细纹或需要防止内出血的部位（视频为
0.05mL/1 单位推注）。

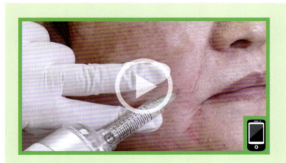

▶ 视频 099（30 秒）：鼻唇沟周围的细纹

　　可见大量从鼻唇沟深皱纹处斜向分布的细小
浅皱纹。

　　向真皮层内精细注射。用左手手指拉伸皱纹，
会更容易注射。

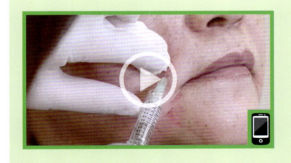

▶ 视频 100（19 秒）：鼻唇沟

　　对于鼻唇沟较粗较深的皱纹，注射于真皮层
内至真皮层下。仔细观察可发现，粗皱纹往往是
细纹的集合体。

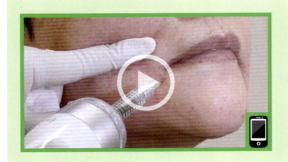

▶ 视频 101（30 秒）：木偶纹

　　木偶纹深皱纹于真皮层内至真皮层下进行注
射。用左手上拉皱纹，注射会更容易。

I　求美者的术前评估和治疗案例 20 ~ 39 岁

II　求美者的术前评估和治疗案例 40 ~ 59 岁

III　求美者的术前评估和治疗案例 60 岁以上

IV　填充剂与其他治疗的联合应用

V　注射鼻整形术

VI　近期流行的注射法

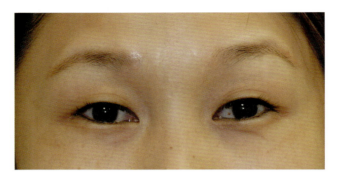

注射前

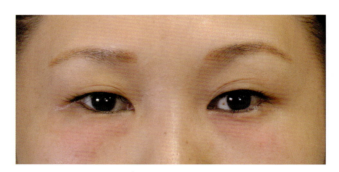

注射后即刻

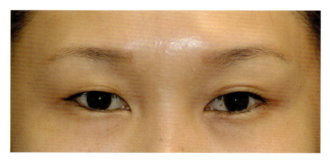

注射后3周

● **主诉：** 眼下松弛，有黑眼圈、细纹，显得很疲惫。

● **术前评估与治疗方案：**

泪沟明显，透过皮肤可见皮下眼轮匝肌，因此出现暗紫色的黑眼圈，并且色素沉着导致皮肤呈褐色。下睑有细纹，色素沉着和凹陷的黑眼圈给人一种疲惫感。

与案例1相同，针对细纹使用自动注射器（HAiJeta）和35G Angeneedle。对于泪沟，使用27G钝针，注射至皮下组织中层。

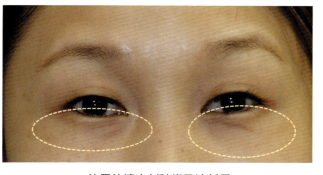

使用的填充剂种类及注射量

针对眼下及其周围的细纹，注射于真皮层和真皮下层，针对泪沟深
皱纹，注射于皮下组织中层（虚线处）。
使用制剂：婴儿胶原蛋白。
使用量：右侧 0.5mL，左侧 0.4mL。

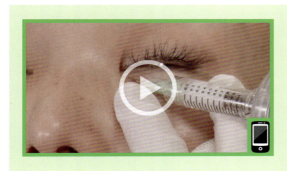

▶ 视频 102（53 秒）：下睑注射

沿着下睑细纹进针至真皮层，确认细纹被填
平后拔针。该部位术后即刻凹凸不平会较明显，
因此每次注射完建议用纱布压迫按摩。

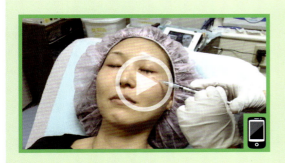

▶ 视频 103（73 秒）：泪沟注射

使用钝针，注射于泪沟真皮下至皮下组织中
层。回抽无血后，边线性回抽边注射。该区域容
易内出血，因此要小心谨慎。

● **注意点：** 眼睑周围的真皮较薄，适合进行婴儿胶原蛋白或 PRP 这类不易出现凹凸情况的治
疗。治疗后，细纹被填平，看起来更为年轻。对于泪沟，实验性地在眶下缘附近的皮
下组织中层注射了婴儿胶原蛋白以进行矫正。3 周后，泪沟部位的凹陷恢复了原状。
胶原蛋白制剂应注射到真皮层，像这样注射到皮下组织，很快就会被吸收。由此例
可以看出单独使用婴儿胶原蛋白矫正泪沟的局限性。婴儿胶原蛋白适于矫正浅层细纹，
对于较深的凹陷最好联合使用透明质酸或 PRP。为了弥补这一缺陷，开发出了婴儿胶原

求美者的术前评估和治疗案例 20~39岁 Ⅰ

求美者的术前评估和治疗案例 40~59岁 Ⅱ

求美者的术前评估和治疗案例 60岁以上 Ⅲ

填充剂与其他治疗的联合应用 Ⅳ

注射鼻整形术 Ⅴ

近期流行的注射法 Ⅵ

蛋白强化版。

【案例3】30岁+，女性

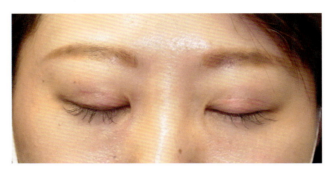

注射前

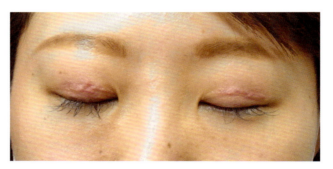

注射后即刻

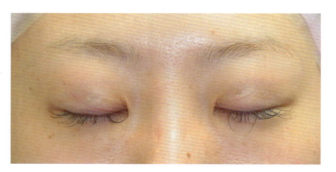

注射后3个月

● **主诉：** 之前接受过切开法重睑术，在意术后瘢痕不平整。

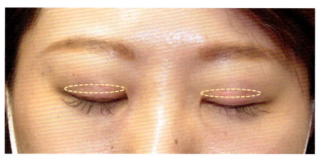

使用的填充剂种类及注射量

于双侧上睑的术后瘢痕正下方进行注射（虚线处）。注射后即刻会有小皮丘，但2~3天即可消退。
使用制剂：婴儿胶原蛋白。
使用量：右侧0.05mL，左侧0.05mL。

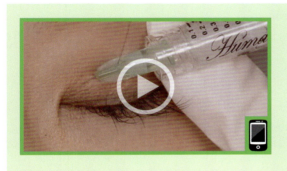

▶ **视频104（58秒）：上睑术后瘢痕注射**

于上睑瘢痕正下方进针，注射形成小皮丘。注射时应将皮肤组织和瘢痕进行剥离。

● **术前评估与治疗方案：**

距离上次手术已超过6个月，可见切口粘连不均匀，伤口凹凸不平。这是典型的术后陈旧性瘢痕。

治疗方案是在术后瘢痕下方粘连区域注射婴儿胶原蛋白。与案例1和案例2相同，使用了自动注射器（HAiJeta）和35G Angeneedle。注射时，使用婴儿胶原蛋白来剥离粘连。进针至上睑的瘢痕中，注射形成小皮丘。

● **注意点：**

需要向求美者事先说明，注射后即刻会出现皮丘，2~3天后会自行消退。另外，由于是注射到坚硬的瘢痕中，所以会有痛感。

从临床经验来说，在瘢痕组织中注射婴儿胶原蛋白可以改善瘢痕外观，但具体的作用机制和效果尚未确定。该方法具有实验的性质，在不适合瘢痕修复的部位和病例虽不能保证有效，但值得一试。

但是，此方法不适用于烧伤后瘢痕挛缩等已发生二次愈合的瘢痕和瘢痕疙瘩，相关内容将在后面讨论。

I 求美者的术前评估和治疗案例 20~39岁

II 求美者的术前评估和治疗案例 40~59岁

III 求美者的术前评估和治疗案例 60岁以上

IV 填充剂与其他治疗的联合应用

V 注射鼻整形术

VI 近期流行的注射法

何为婴儿胶原蛋白（Humallagen®）

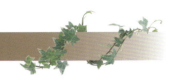

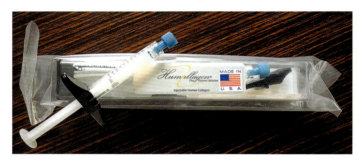

图1　婴儿胶原蛋白

胶原蛋白制剂用于美容领域已历史悠久，在透明质酸被广泛使用之前，胶原蛋白制剂就已被频繁使用。牛、猪等非人源胶原蛋白制剂可能会引起过敏反应，因此注射前必须进行过敏试验。

另外，人源胶原蛋白Cosmoderm®（Allergan）曾在日本上市销售。由于是人源性，无须进行过敏测试，因此广受欢迎。但是由于与透明质酸产品相比利润不佳，于2010年停产。

2012年，5.0%人胎盘胶原蛋白制剂——婴儿胶原蛋白（Humallagen®）问世并开始销售，为治疗提供了一种新的注射选择（图1）。该制剂在美国经过定期安全测试和无菌条件生产。它还获得了FDA的试验制造许可、人道主义器械许可（HDE）和上市前许可（PMA）。

该制剂被认为是优质、安全的医疗用品。截至2018年，为获得销售许可，正在准备进行临床试验。

该制剂的特点包括：

（1）制剂为乳白色，注射到皮肤较薄处也不易产生丁达尔现象。

（2）Ⅰ型胶原蛋白和Ⅲ型胶原蛋白的比例为1∶1。

（3）易与周围组织融合，不易产生凹凸不平。

（4）虽然不能深层填充和支撑组织，但适用于填充细小皱纹。

（5）维持时间因人而异，平均2~6个月被代谢（定期注射后，维持时间会延长）。

生产商Dr. Harrell称，婴儿胶原蛋白是具有组织再生功能的新一代注射剂。由于其含有大量Ⅲ型胶原蛋白，有可能具有促进脂肪细胞、血管的新生及加速伤口愈合的效果，这是传统填充剂所不具备的功效。该注射剂是否真的会在未来大放异彩，需要在临床应用后才能得出结论。

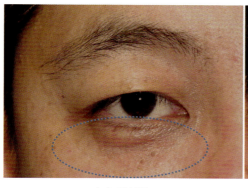
（a）注射前

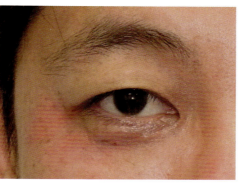
（b）注射后即刻

于右眼下注射 0.6mL 婴儿胶原蛋白（虚线内）。

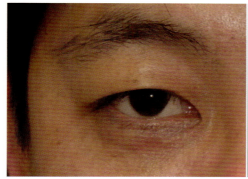
（c）首次注射后 6 个月（共注射 2 次）

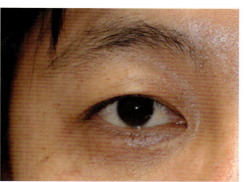
（d）首次注射后 2 年（共注射 4 次）

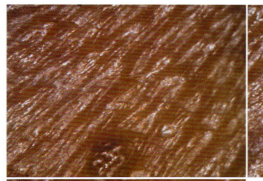

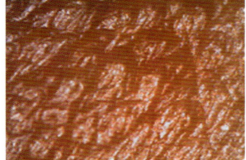

①注射前
②首次注射后 6 个月（共注射 2 次）
③首次注射后 1 年（共注射 3 次）

（e）婴儿胶原蛋白注射部位皮肤的放大图像
（iscope×50）

图 2　定期注射婴儿胶原蛋白的皮肤状态

I　求美者的术前评估和治疗案例 20～39 岁

II　求美者的术前评估和治疗案例 40～59 岁

III　求美者的术前评估和治疗案例 60 岁以上

IV　填充剂与其他治疗的联合应用

V　注射鼻整形术

VI　近期流行的注射法

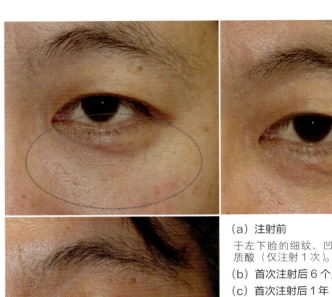

（a）注射前
　于左下睑的细纹、凹陷处注射 0.2mL 透明
　质酸（仅注射 1 次）。
（b）首次注射后 6 个月
（c）首次注射后 1 年

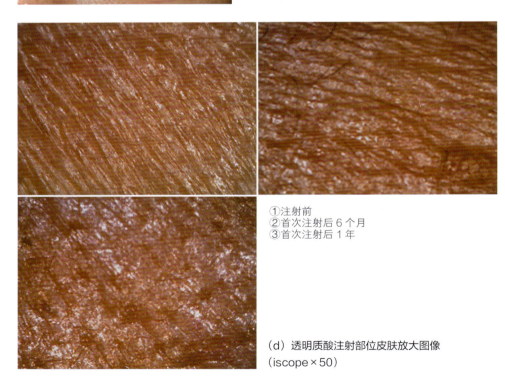

①注射前
②首次注射后 6 个月
③首次注射后 1 年

（d）透明质酸注射部位皮肤放大图像
（iscope×50）

图 3　注射透明质酸后皮肤的放大图像

案例 22：婴儿胶原蛋白（Humallagen®）注射法

与使用透明质酸制剂的区别

婴儿胶原蛋白不具备透明质酸的组织填充力，不能注射到骨膜上以达到提升效果。由于其不易产生丁达尔现象，因此可以注射至较薄的皮肤处和真皮层。组织相容性良好，不必担心产生结节或过度注射，非常适合西方人这种真皮层较薄的皮肤。

注射过婴儿胶原蛋白的求美者经常会说，他们的皮肤看起来更盈润、更年轻。笔者放大观察了一位定期注射婴儿胶原蛋白求美者的皮肤。注射前皮肤上有许多皱纹，在反复注射后，皮肤纹路清晰可见（图2）。笔者推测，治疗后效果可能与皮肤中Ⅲ型胶原蛋白数量增加有关。

另外，单独注射透明质酸并没有明显改变皮肤的状况（图3）。

注射婴儿胶原蛋白使肤质发生的细微改变，也在一定程度上提高了求美者的满意度。婴儿胶原蛋白和透明质酸在分子量、黏稠度、质地，以及皱纹适应证方面均有区别，充分了解它们的优缺点，并联合使用，可以获得更满意的效果。

生物体内的作用

对婴儿胶原蛋白进行电泳后发现，其与人源胎盘有相同的特性，这证实了其来源于人类胎盘（图4）。由于是人源制剂，不会引起过敏反应，可安全地用于大多数求美者。在极少数情况下可能会出现过敏反应，一般会很快消退。

许多注射剂厂家声称"注射本产品可促进胶原蛋白生成"，但事实如何呢？它真的能增加胶原蛋白的生成吗？长期以来，作者一直抱有这样的疑问。因此，笔者将婴儿胶原蛋白注射到健康的成年男性体内，然后取出组织，分别对Ⅰ型和Ⅲ型胶原蛋白进行免疫染色（图5和图6）。

与对照组相比，Ⅰ型胶原蛋白染色结果显示并无变化；而Ⅲ型胶原蛋白染色结果显示，注射婴儿胶原蛋白组织的真皮层有绿色荧光沉淀。实验结果表明，注射的婴儿胶原蛋白中的Ⅲ型胶原蛋白可以发挥作用。

该胶原蛋白制剂注射到组织中后，组织内Ⅲ型胶原蛋白的含量会短暂增加。虽然是暂时性的，但形成了类似胎儿期真皮层的状态。

而Ⅰ型胶原蛋白的数量有什么变化呢？研究发现，即使反复注射了婴儿胶原蛋白，但Ⅰ型胶原蛋白的变化与对照组相比并无显著差异。

有研究表明，透明质酸注射通过物理刺激成纤维细胞扩张来促进胶原蛋白的产生。婴儿胶原蛋白推测也有类似的作用机制，但并不一定会导致Ⅰ型胶原蛋白增生。

随着未来案例的逐渐增加，经过深入的研究，正如Dr. Harrell所说，传统填充剂无法实现的效果可能会被证实。

求美者的术前评估和治疗案例 20～39岁 Ⅰ

求美者的术前评估和治疗案例 40～59岁 Ⅱ

求美者的术前评估和治疗案例 60岁以上 Ⅲ

填充剂与其他治疗的联合应用 Ⅳ

注射鼻整形术 Ⅴ

近期流行的注射法 Ⅵ

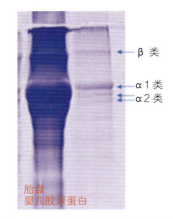

图4　胎盘和婴儿胶原蛋白的电泳结果

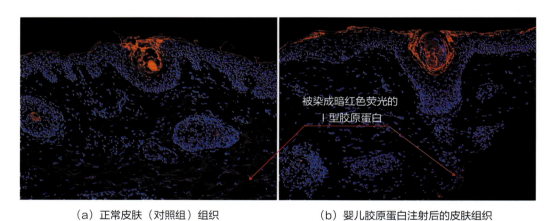

（a）正常皮肤（对照组）组织　　　　　（b）婴儿胶原蛋白注射后的皮肤组织

图5　Ⅰ型胶原蛋白免疫染色结果

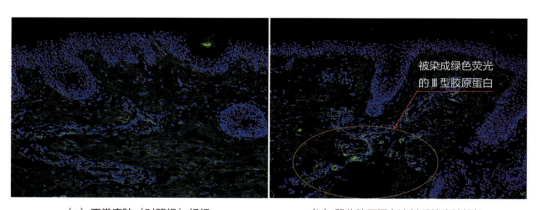

（a）正常皮肤（对照组）组织　　　　　（b）婴儿胶原蛋白注射后的皮肤组织

图6　Ⅲ型胶原蛋白免疫染色结果

婴儿胶原蛋白的优缺点

● **优点：**

（1）与皮肤中含量丰富的胶原蛋白为相同成分，因此具有治疗后效果自然、组织相容性好、不易产生丁达尔现象等特点，注射至较薄的皮肤处和真皮层，能获得良好的效果。

（2）不必担心产生结节或过度注射。

（3）可用于对透明质酸过敏的求美者。

（4）与传统的胶原蛋白制剂不同，无须进行皮试。

● **缺点：**

（1）代谢快，平均为 2～6 个月。反复注射后，维持时间会有所延长。

（2）一次治疗需多次进针，会增加内出血的发生率。

（3）相比以细菌合成的透明质酸制剂，生产成本较高，更昂贵。

（4）不能用于对胶原蛋白过敏的求美者。

（5）组织填充力弱，不适于深层皱纹。

最近研发出将婴儿胶原蛋白与 PCL 制剂或 PRP 混合注射的技术（婴儿胶原蛋白强化版），产生的作用更持久，对深皱纹也可能产生效果。

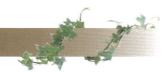

面诊要点

在治疗前应充分解释上述特点，否则可能会导致客诉。有些医生虽然引进了婴儿胶原蛋白，但由于许多求美者抱怨"吸收太快"或"看不到任何变化"，因此对婴儿胶原蛋白感到无法应用。

个人的观点是，对婴儿胶原蛋白感到满意的求美者群相当有限。它并非是一种能被所有年龄段普遍接受的注射剂。

在面诊时，建议向求美者做以下说明，以判断婴儿胶原蛋白是否适合他们。

"婴儿胶原蛋白的最佳适用者是女演员（或男演员）。因为他们需要在高清影像中出现，细微的皮肤纹理也会被放大，所以他们要求最自然的效果。婴儿胶原蛋白适合那些不在意需要频繁注射、花费高昂的人，以及不希望使用保妥适等影响面部表情的人群。婴儿胶原蛋白正是女演员们追求的注射剂。"

求美者听到上述说明，认识到婴儿胶原蛋白的优点，并且想到与女演员的要求一

求美者的术前评估和治疗案例 20～39岁 I

求美者的术前评估和治疗案例 40～59岁 II

求美者的术前评估和治疗案例 60岁以上 III

填充剂与其他治疗的联合应用 IV

注射鼻整形术 V

近期流行的注射法 VI

样，就可以降低客诉的可能。

对于高龄求美者需要特别注意。从细小皱纹到深皱纹、组织下垂、面部骨骼萎缩等，均是各种老化的表现。虽然表面看来是值得治疗的良好适应证，然而高龄求美者一般不会注意到细纹（他们往往因为老花眼而看不到这些细纹）。在大多数情况下，他们更关注鼻唇沟纹、木偶纹和印第安纹等较深的皱纹。

对于这些求美者，如果只用效果细微的婴儿胶原蛋白进行治疗，他们只会说"毫无变化"。因此，事先应进行充分的解释，以确保求美者理解后再进行治疗。

此外，与所有项目一样，对于那些预算不足、要求不合理或与医务人员沟通有困难的求美者，应避免使用或建议其他治疗。

未来的展望

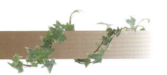

婴儿和成人伤口愈合的结果截然不同，据说是由于Ⅲ型胶原蛋白比例的差异（婴儿真皮层富含Ⅲ型胶原蛋白，占总量的 30% ~ 50%，但这一比例会随着成长而降低，在成人真皮层中，这一比例不到 5%）。

那么，将婴儿胶原蛋白注入新伤口会发生什么情况呢？如果注射到陈旧性瘢痕中呢？注射到二期愈合的瘢痕组织中呢？

作为经常需要处理皮肤瘢痕组织形成的整形外科医生，将瘢痕挛缩降低到最低程度，并使疤痕正常愈合是永久的课题。

我们在一名 40 多岁健康男性的耳廓后制备了一个伤口愈合模型（图 7）。一侧缝合时注射了婴儿胶原蛋白。在术后 6 个月的皮肤放大图像上比较缝合伤口，注射婴儿胶原蛋白一侧的疤痕更窄、更浅、更不明显。此外，从两侧取组织样本进行比较。结果发现，对照组为一般的伤口愈合过程，从真皮层至皮下组织可见致密的团块状瘢痕组织；而注射婴儿胶原蛋白的一侧没有明显的纤维化，胶原纤维排列整齐，与正常皮肤相似（图 8）。

根据以上结果可以推测，在创面为一期愈合时，如果伤口中Ⅲ型胶原蛋白的浓度超过一定水平，成纤维细胞和胶原纤维可能是有序地、适度地聚集。换句话说，在缝合区域注射婴儿胶原蛋白可形成更不明显的瘢痕。

我们还尝试将婴儿胶原蛋白注射到二期愈合的病变疤痕内（如烧伤后疤痕挛缩）。进行了数例，但治疗前后均未观察到任何变化。结果表明。婴儿胶原蛋白不能对二期愈合病变的细胞产生诱导和促进作用。

经过实验，虽然未观察到 Dr. Harrell 声称的促进胶原蛋白新生、脂肪细胞增加或血管新生，但是随着未来应用案例的增加，经过深入的研究，可能会发现婴儿胶原蛋白新的应用范围。

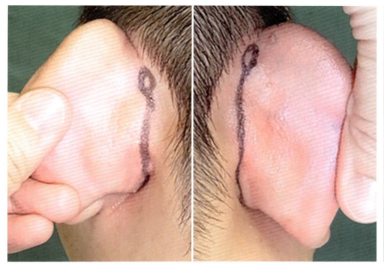

（a）健康成年男性耳廓后皮肤全层切开，制备伤口模型

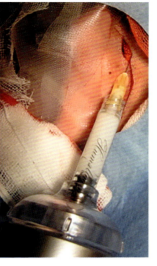

（b）左耳廓：将 0.6mL 婴儿胶原蛋白经伤口注射于真皮层和皮下层

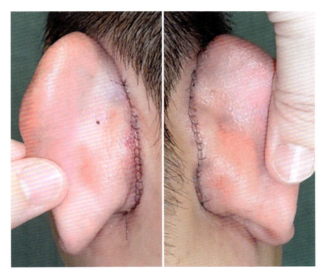

（c）右耳廓：作为对照组，未注射婴儿胶原蛋白，仅进行了缝合

图 7　40 岁 +，男性

求美者的术前评估和治疗案例　20 ~ 39 岁　I

求美者的术前评估和治疗案例　40 ~ 59 岁　II

求美者的术前评估和治疗案例　60 岁以上　III

填充剂与其他治疗的联合应用　IV

注射鼻整形术　V

近期流行的注射法　VI

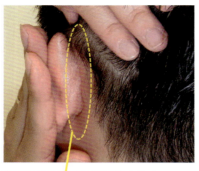

切开处

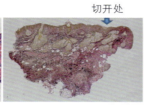
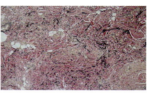

Iscope（×50）	HE（×20）	Elastica van Gieson（×4）	Elastica van Gieson（×20）
瘢痕细，不明显	真皮层间隙多，无明显纤维化	黑紫色：弹性纤维 红色：胶原纤维	

（a）注射婴儿胶原蛋白侧

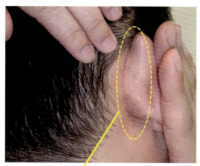

切开处

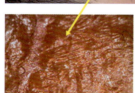
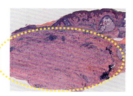
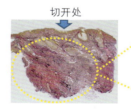

Iscope（×50）	HE（×20）	Elastica van Gieson（×4）	Elastica van Gieson（×20）
瘢痕粗，周围组织因挛缩变硬	真皮层至皮下组织层可见纤维组织团块	黑紫色：弹性纤维 红色：胶原纤维	

（b）对照侧

图8　切开缝合后6个月

要点——个人技巧和原则

　　虽然本节主要关注的是婴儿胶原蛋白，但在日常诊疗中，面对的求美者范围很广，从有保险的求美者到需要手术的求美者，以及做其他各类填充剂治疗的求美者。

　　单纯注射婴儿胶原蛋白的方法应用较为容易。今后的重点，是将其作为水光注射剂，并且与其他制剂联合使用，形成婴儿胶原蛋白强化版。应用时需要注意，正确掌握适应证是使用婴儿胶原蛋白的关键。

　　在医学美容领域，有些求美者会表现出疑似丑陋恐惧症、强迫症及感觉失调症等病症的部分症状，也有些求美者的审美异于主流。当我必须在有限的时间内面诊大量求美者，同时判断每个人的性格，并正确对应时，我最终只能相信自己的直觉和感受。

　　"虽然没有理论根据，但我感觉不太对。"如果出现这种情况，我会选择倾听自己内心的声音。

文献

[1] 征矢野進一：美容医療用生体材料（異物）の安全性吸収性材料と注意点．日美外会報 28：167–173, 2006.

[2] 征矢野進一：コラーゲン．PEPARS 81：6–12, 2013.

[3] 征矢野進一：治療の考え方・コツ．美容外科注入治療（改訂第 2 版），pp52–54, 全日本病院出版会，東京, 2018.

[4] Bingci Liu, Zenglu Xu, Ruirao Yu, et al: The use of Type Ⅰ and Type Ⅲ injectable human collagen for dermal filler: 10years of clinical experience in China. Seminars in Plastic Surgery 19: 241–250, 2005.

[5] 岩城佳津美：下眼瞼（tear trough）への注入．フェイシャル・フィラー；注入の極意と部位別テクニック, pp99–105, 克誠堂, 東京, 2017.

[6] Cheng W, Yanhua R, Fang–gang N, et al: The content and ratio of type I and III collagen in skin differ with age and injury. African J Biotech 10: 2524–2529, 2011.

[7] Susan W, Yanjian W, Elizabeth A: Diminished type III collagen promotes Myofibroblast differentiation and Increases scar deposition in cutaneous wound healing. Cells Tissues Organs 194: 25–37, 2011.

[8] 落合博子, 貴志和生, 久保田義顕：間葉系幹細胞移植がブタ皮膚急性創傷治癒へ与える影響．形成外科 60：1232–1239, 2017.

[9] 木下真由美, 星智昭, 新井智美：ラット皮膚創傷部における細網線維, Ⅲ型コラーゲンの検討．帝京医誌 30：305–311, 2007.

求美者的术前评估和治疗案例 20～39岁 Ⅰ

求美者的术前评估和治疗案例 40～59岁 Ⅱ

求美者的术前评估和治疗案例 60岁以上 Ⅲ

填充剂与其他治疗的联合应用 Ⅳ

注射鼻整形术 Ⅴ

近期流行的注射法 Ⅵ

案例 22：婴儿胶原蛋白（Humallagen®）注射法

　　婴儿胶原蛋白对我来说就像烹饪时的盐和胡椒，是画龙点睛、不可或缺的一种制剂。特别是对于使用透明质酸等制剂易产生丁达尔现象及肿胀的泪沟浅层，婴儿胶原蛋白尤为重要。其缺点如本节所述，吸收较快，但是对于没有溶解酶的胶原蛋白制剂来说，这反而是保证安全性的优势。

　　如果求美者抱怨不适，只需静待 1～2 个月就可以消退。此外，根据个人以往的经验，反复注射后效果会趋于稳定，能够起到强化胶原蛋白的作用。

※ 目前，正在探讨琼脂糖制剂（Algeness®）能否像婴儿胶原蛋白一样用于泪沟浅层（见第 268～271 页《新趋势？——使用 100% 天然成分的植物填充剂 ™ 治疗》）。

【岩城佳津美】

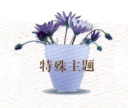

特殊主题

我遇到的罕见案例

在一家综合医院任职时，一名壮年男子来到医院，主诉阴茎反复溃疡。经检查，他的阴茎里植入了几颗异物，俗称"入珠"，其中一处似乎因受到入珠刺激引起了反复发作的浅层溃疡。

"它们是大约 30 年前被放进去的。那时我年轻气盛。这可是象牙做的珍珠哦，可贵了。"他自豪地向我讲述了他的过去。最后，我们决定仅取出长期溃疡部位的异物。

治疗过程中连同周围瘢痕组织一起，一个淡黄色的异物被一起取出。术后常规进行病理检查，结果竟然为"阴茎异物为疑似塑料的合成树脂"。

当时我很吃惊，竟然连这个异物也进行了病理检查，甚至还得到了正式的结果。

这名男子听说病理检查的结果后，无言以对，失落地离开了。他的背影看起来似乎比初诊时更小了。作为一名医生，我将病理检查结果丝毫不差地告知了他。但如果我骗他是象牙，虽然是谎言，但却更有人情味吧。从那时起，将近 10 年过去了，每次打开求美者的病理检查结果，我都会想起这段经历。

【入谷英里】

求美者的术前评估和治疗案例 20～39 岁

求美者的术前评估和治疗案例 40～59 岁

求美者的术前评估和治疗案例 60 岁以上

填充剂与其他治疗的联合应用

注射鼻整形术

近期流行的注射法

267

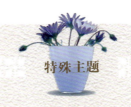

新趋势？
—— 使用 100% 天然成分的植物填充剂 ™ 治疗

目前，透明质酸是全球最常用的填充注射剂。由于透明质酸是人体内存在的物质，因此注射填充透明质酸的概念在世界范围内得到普及，至今已有 30 多年的历史。然而，除了取得明显效果以外，有关不良事件的报道也不胜枚举。除了主要取决于注射手法的血管栓塞等并发症外，国外对透明质酸制剂中含有的化学物质（如交联剂 BDDE 等）引起的延迟性并发症也一直存在争议。

由于透明质酸生产商通过技术研发不断降低 BDDE 等化学物质的含量，因此在本人的治疗经验中，还没有遇到过由 BDDE 引起的并发症。但是文献中已有不良反应的报道。例如，小鼠的致癌性、果蝇的变异原性，以及延迟性炎症反应、皮肤硬化、水肿、触痛和结节等。同时，频繁注射导致交联剂累积阈值的变化和迟发性并发症的发生率在临床上尚不明确。此外，迟发性并发症主要是由制剂本身所引起，与医生的技术无关，很难提前降低其风险。

因此，有一种观点认为，无论其含量多少，"不含 BDDE 等任何化学物质的填充剂才是最理想的制剂"。目前正在探讨不含化学物质的琼脂糖制剂 Algeness®（Advanced Aesthetic Technologies）的注射效果是否与透明质酸制剂相当（图1）。

在日本，使用 Algeness® 制剂的注射疗法被称为植物填充剂 ™ 治疗。截至 2019 年 3 月，Algeness® 虽尚未获得 FDA 批准，但已在全球约 60 个国家上市，主要集中在欧洲、中东和亚洲。该制剂是从由天然红藻制成的 agar-agar（琼脂）中，去除含有硫酸盐的琼脂胶（因其凝胶能力低），并且进一步纯化主要成分琼脂糖，接着通过加热和冷却过程使其凝胶化。根据所含琼脂糖的浓度不同，有 4 种规格（1%、1.5%、2.5% 和 3.5%），以无菌水为基料。2.5% 和 3.5% 规格中含有 0.4%～0.5% 的非交联透明质酸，作为注射时的润滑剂。生产商称 1% 规格的临床维持时间为 3～4 个月，3.5% 规格的临床维持时间为 10～15 个月，即琼脂糖浓度越高，维持时间越长。

求美者的术前评估和治疗案例 20~39岁 I

求美者的术前评估和治疗案例 40~59岁 II

求美者的术前评估和治疗案例 60岁以上 III

填充剂与其他治疗的联合应用 IV

注射鼻整形术 V

近期流行的注射法 VI

特殊主题

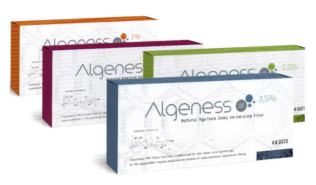

图1　制剂图片

每支注射器容量为 1.4mL，注射层次为皮下至骨膜上。

　　与透明质酸相比，该产品的优势在于不含任何化学成分，虽然注射后可能会出现一些肿胀，但该产品属于 Hydrocolloid（亲水胶体），注射后不会吸水，术后即刻效果就是注射效果。另外，如果出现效果不理想或血流障碍等情况，可通过在治疗部位局部注射维生素 C 溶液来破坏凝胶结构，即可避免后遗症。而且，琼脂糖与透明质酸一样是一种多糖，因此也可被透明质酸酶溶解。

　　Algeness® 的主要成分琼脂糖，于 2007 年首次出现在《Plastic and Reconstructive Surgery》（PRS）杂志中。该研究为了评估其生物相容性，将大鼠（$n=96$）分为 4 组（琼脂糖制剂组、胶原蛋白制剂组、安慰剂组和对照组）进行注射，并进行了长达 8 个月的组织病理学和组织形态学研究。结果表明，胶原蛋白组的细胞浸润率低，并且制剂量显著减少，而琼脂糖组的生物活性和生物降解性高，且未出现肉芽肿，组织吸收良好，制剂中也观察到胶原蛋白。此外，根据某大学去年发表的一项研究，该研究将 1.5% 的琼脂糖制剂注射到 12 名受试者的臀部，分别在第 0、1、3、6 和 12 个月时进行 5 次活检。结果显示，在第 1、3 和 6 个月时，琼脂糖凝胶与人体组织结合良好，出现生理性炎症反应及纤维成分，并可见

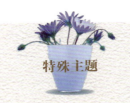

胶原蛋白形成，未见肉芽肿生成和纤维性包膜。12 个月后，制剂因巨噬细胞的吞噬而消失。

尽管没有科学依据，但作者提出了一个假设：既然维生素 C 溶液能破坏琼脂糖制剂中的凝胶结构，那么血液也能获得同样的效果吗？基于这一假设，笔者团队进行了琼脂糖制剂与透明质酸制剂的简单对比实验。具体做法是，将新鲜采集的静脉血滴在约 0.4mL 的 2.5% 琼脂糖制剂和透明质酸制剂上，然后用针尖将它们混合约 30s。结果显示，透明质酸制剂显示出清晰可见的凝胶状颗粒，而琼脂糖制剂则液化到几乎看不到颗粒（图2）。如果凝胶状微粒与血液接触后液化，那么即使误注射进血管内，也不太可能导致失明或皮肤坏死等严重后果。

虽然实验并非在活体血管中，而是在开放状态下进行的，没有血压，因此不能一概而论，但是如果该制剂能降低一直以来的难题——血管栓塞

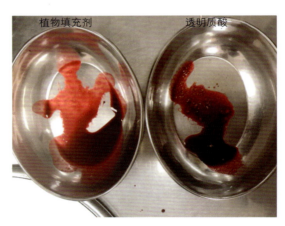

图 2　新鲜血液与填充剂（琼脂糖制剂和透明质酸制剂）的混合实验

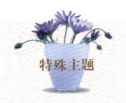

特殊主题

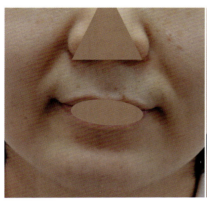 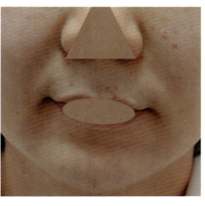

注射前　　　　　　　　　　　　　　注射后

植物填充剂™治疗案例 1：40 岁 +，女性

注射部位分别为：于法令纹基部骨膜上注射 0.6mL 3.5% Algeness®（左右各 0.3mL），
颏部 0.4mL，于法令纹浅层注射 0.6mL 1.5% Algeness®（左右各 0.3mL），木偶纹浅
层 0.6mL（左右各 0.3mL）。即刻效果与透明质酸相当。

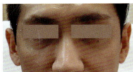 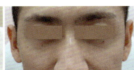 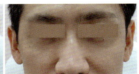

注射前　　　　　注射后 1 个月　　　　　注射后 3 个月

植物填充剂™治疗案例 2：40 岁 +，男性

将 1.5% Algeness® 注入泪沟皮下浅层。注射后 3 个月，效果一直保持良好，也没有
出现透明质酸制剂常见的丁达尔现象或肿胀。左侧使用了 1.4mL 1.5% 规格加入 0.2mL
Xylocaine 稀释的混合物，右侧使用了无稀释的 1.5% 规格，左右各注射了 0.2mL。

的风险，那么与其他填充剂相比，它将具有明显的优势。

【岩城佳津美】

20～39岁 求美者的术前评估和治疗案例 I章

40～59岁 求美者的术前评估和治疗案例 II章

60岁以上 求美者的术前评估和治疗案例 III章

填充剂与其他治疗的联合应用 IV章

注射鼻整形术 V章

近期流行的注射法 VI

[1]CIBA-GEIGY Corp., Ardsley NY: Environmental Protection Agency, Washington, DC. Office of Toxic, download ed on Mar 9th 2019 at: https://ntrl.ntis.gov/NTRL/dashboard/searchResults/titleDetail/OTS0513957.xhtmL (Accessed 1 4 2019).

[2]Foureman P, Mason JM, Valencia R, et al: Chemical mutagenesis testing in drosophila: results of 50 coded compo unds tested for national toxicology program. Envron Mol Mutagen 23: 51–63, 1994.

[3]Keizers PHJ, Vanhee C, van den Elzen EMW, et al: A high crosslinking grade of hyaluronic acid found in a derm al filler causing adverse effects. J Pharm Biomed Anal 159: 173–178, 2018. doi: 10.1016/j.jpba.2018.06.066. Epub 2018 Jul 2.

[4]Bhojani-Lynch T: Late-onset inflammatory response to hyaluronic acid dermal fillers. Plast Reconstr Surg Glob Open 5: 1532, 2017. doi: 10.1097/GOX.0000000000001532. eCollection 2017 Dec.

[5]Fern á ndez-Coss í o S, Le ó n-Mateos A, Sampedro FG, et al: Biocompatibility of agarose gel as a dermal filler: histologic evaluation of subcutaneous implants. Plast Reconstr Surg 120: 1161–1169, 2007.

[6]Pirino A, et al: Histologic study of biocompatibility and tissue interactions between an agarose gel filler and the hu man skin. Centre for research and development in aesthetic medicine, nutraceuticals and cosmetology, University of Sassari, Italy, 2018.

273

编者介绍

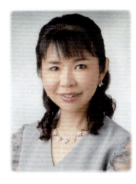

岩城　佳津美（Iwaki Katsumi）
岩城整形外科・皮肤科　院长

【简　历】

1995 年　毕业于大阪医科大学医学部
1995 年　京都大学医学部附属医院　麻醉科研修医师
1997 年　济生会中津医院形成外科　专科医师
1998 年　城北医院［现北山武田医院（京都市）］形成外科・美容皮肤科　门诊医师
2003 年　于京都府长冈京市「岩城整形外科・皮肤科」开诊

【所属协会】

日本形成外科学会，日本皮肤科学会，日本美容外科学会，日本医学脱毛学会（理事），日本临床形成美容医会，日本临床皮肤外科学会，日本美容皮肤科学会。

【擅长领域】

以激光治疗为首，诊疗各类皮肤疾病，也倾力于皮肤美容科治疗。尤其在填充剂注射治疗方面拥有 18 年的经验，曾多次在学会上发表，也多次应邀在面向医师的讲座和研讨会上授课。

【兴趣爱好】

Siesta（午睡）、摄影（风景・花）、旅游（独自旅游）、爬山、追星（保罗・麦卡特尼）。

【主要著作】

论　文　● フィラー注入；近年のトレンドと施術手技 . 美容皮膚医学 BEAUTY Vol.2 No.3，2019.
　　　　● ヒアルロン酸の注入；皮下組織 . 美容皮膚医学 BEAUTY Vol.2 No.1,2019.
　　　　● シワの注射治療 2; フィラー . 美容皮膚医学 BEAUTY 創刊号 ,2018.
　　　　●（フィラー）注入によるシワ治療 .Bella Pelle Vol.2 No.2:28–32,2017.
　　　　● フィラー注入による顔面の若返り治療 . 日美容外会報 38:81–91,2016.
　　　　● 炭酸ガスフラクショナルレーザーを用いた痤瘡後瘢痕の治療 . 形成外科 58:769–779,2015.
　　　　● 下眼瞼のちりめんじわ・眼瞼のくすみに対する治療戦略 . PAPERS 75:55–63,2013.

著作（独著）● フェイシャルフィラー；注入の極意と部位別テクニック . 克誠堂出版 , 東京 ,2017.

著作（合著）● フィラー注入最近のトレンド；支持靱帯を意識した注入法 .WHAT'S NEW in 皮膚科学 2018–2019, 宮地良樹他編 , メディカルレビュー社 , 東京 , 2018.
　　　　● 注入療法 . 最新美容皮膚科診療ナビゲーション , 秋田浩孝編 , 秀潤社 , 東京 ,2018.
　　　　● ヒアルロン酸・レディエッセの注入手技① ; 治療の基本と私の考え方 . Non-surgical 美容医療超実践講座 , 宮田成章編者 , 全日本病院出版会 , 東京 , 2017.
　　　　● フィラー注入の極意は？専門医でも聞きたい皮膚診療 100 の質問 , 宮地良樹編 , メディカルレビュー社 , 大阪 , 2017.
　　　　● スキンケアの基礎知識 . 求美者満足度ベストを目指す非手術・低侵襲美容外科 , 高柳進編 , pp18–23, 南江堂 , 東京 , 2016.